救急外来トリアージ

アメリカ救急看護学会・救急医学会推薦 5段階トリアージプロトコール

■著■
ジュリー・ブリッグス
ヴァレリー・グロスマン

■監訳■
阿部智一／徳田安春

西村書店

This is a translation of
EMERGENCY NURSING
5-Tier Triage Protocols

Julie K. Briggs, RN, BSN, MHA
Manager Emergency Services
Providence St. Vincent Medical Center
Portland, Oregon, USA

Valerie G. A. Grossman, RN, BSN, CEN
Senior Nurse Counselor
Via Health: Call Center
Rochester, New York, USA

監訳者序文

アメリカの病院における救急外来のトリアージは，主としてナースによって行われている。医師によって行われるのは災害救急時のトリアージである。実際，救急外来トリアージナースの判断は，迅速かつ適切であり，救急医療現場の主役と呼ばれている。トリアージナースは，救急待合室で大多数の軽症患者にまぎれて隠れている「早急に治療を要する重症患者」を，迅速かつ適切に拾い上げ，早期診察の必要性を研修医や救急医に伝えている。一方で，救急車で来院してはいるものの「経過観察でよい軽症患者」に対しては，患者にやさしい言葉をかけて安心させ，経過観察待合室へ導き，他の重症患者の診察を優先させる。このように，混乱した救急待合室の患者全員を注意深く観察し重症度をリアルタイムに「仕分け」している臨床プロフェッショナルともいうべきトリアージナースは，まさに救急医療現場の主役を担う貴重な人材である。また，ほとんどの救急研修医は，トリアージナースから多くのことを学んでおり，臨床研修医教育の重要な部分も占めている。

アメリカの救急外来トリアージナースはどのようにしてそのようなスキルを身に付けることができたのか。現場での臨床経験と先輩看護師・医師からの指導も重要であるが，それらのみではない。その回答は本書である。本書はアメリカの看護学会が出版している救急医療トリアージ用指南書で，アメリカの救急外来の現場で実際に用いられている実用書である。

本書は，項目も学問よりも実務を重視しており，日常の業務で疑問に思う項目で成り立っている。また，実用的な工夫がなされており，症状・徴候別に5段階のレベル別トリアージの具体的な方法が見開き2頁できめ細かく記載されている。症状別の問診におけるチェックリストは、「Key Questions」として冒頭でまとめられ，患者・家族からの緊急電話や問い合わせなどでももれなく問診ができるようになっている。また，全体の約1/3のボリュームを占める付表は必見で，問診による鑑別アセスメントや感染症，外傷のエピソード分類の他に薬物，中毒，化学剤，生物剤についての詳細な重要点がコンパクトにまとめられている。

このように，アメリカの現代救急医学の現場で貴重な役割を果たしている本書ではあるが，本書のような類書は，残念ながらわが国には見当たらない。そのためわが国には，エキスパート・トリアージナースが少なく，重症度の判断が迅速かつ適切に行われているとは言い難い。また，重症度の判断スキルの乏しさが，救急車搬送患者の受け入れに対する極度の恐れにつながり，受け入れ謝絶回数の増加や病院搬送時間の延長などが，地域や大都会を問わず社会問題となっている。一方で，いわゆる「コンビニ的受診者」も多く，救急待合室は軽症患者であふれかえっており，診察医は多忙を極め，そのために救急車受け入れ謝絶をせざるを得ないという悪循環となっている。

このような状況で，ついに本書の日本語版の出版が実現できることになったことは，監訳者としてうれしい限りである。救急現場において昼夜を問わず，本書を利用することにより，救急外来や電話照会で常に参照され，トリアージがスムースに実施されるようになるであろう。認定看護師制度の整備などとも合わせて，わが国にも今後，多くのエキスパート・トリアージナースが生まれてくることが期待できる。また，類書がわが国にはないことから，臨床研修医・指導医・一般医家にとっても本書から学ぶ点は多いはずである。本書を参照しながら救急車からの照会について受け入れ判断と救急患者の診察を行うことによって，問診からの鑑別診断と重症度の判断スキルが飛躍的に向上することも期待できる。さらには，救急救命士，訪問看護師，薬剤師，ケアマネージャー，介護者，一般家庭の間でも利用されることにより，全国民の平均ヘルスリテラシーが向上し，医療インテリジェンスの高い先進国となることも期待したい。

最後に，本書の翻訳作業を担当された聖路加国際病院救急部医師のみなさんへ深く御礼を申し上げたいと思う。

阿部智一　徳田安春

訳者一覧

監　訳

阿部智一	ハーバード大学公衆衛生大学院
徳田安春	筑波大学大学院人間総合科学研究科臨床医学系 教授

訳　者（五十音順）

大谷尚之	広島市民病院循環器内科
大谷典生	聖路加国際病院救急部
岡田一宏	聖路加国際病院救急部
近藤　豊	琉球大学医学部付属病院救急部
佐野常男	大島郡医師会病院内科
世良俊樹	聖路加国際病院救急部
長嶺育弘	聖路加国際病院救急部
望月俊明	聖路加国際病院救急部

本書の使い方

5段階トリアージプロトコールの必要性

今日，アメリカ，カナダ，イギリス，オーストラリア，ニュージーランドの救急科では，「どのくらい早く診療を開始しなければならないのか」または「必要なケアを供給するための部屋や資源が利用可能となるまで安全に待てるのか」といった判断を得るために，トリアージ重症度分類システムが使われている（訳注：トリアージとは重症程度による治療優先順位の区分け）。最も一般的なシステムとして「緊急」「準緊急」「緊急でない」の3段階システムがあるが，5段階システムはより迅速で推進力のあるシステムとして使用されている。5段階システムを利用している病院では，より一貫性がある正確なトリアージ判断ができていることが研究で証明されている。2002年のアメリカの救急看護学会（Emergency Nurses Association）では5段階トリアージを推進していく決議が採択された。

ヘルスケアを取り巻く環境が迅速に変化していく今日，適切な場所で適切な時間に適切なケアを供給する効率のよい救急科の利用法はきわめて重要である。5段階トリアージシステムはオーバートリアージやアンダートリアージを防ぐ手段である。それにより，迅速な介入が必要な患者に医療資源が枯渇したり，診察を待っている間に患者の状態が悪化する危険を回避する。

本書は，これまでより一貫性があり，信頼性が高く，安全な管理ができるものとして，トリアージナースを助けるものとなるであろう。「蘇生」「緊急」「準緊急」「迅速」「経過観察」の5段階は，患者の痛みの激しさ，症状の程度，待つ間の症状悪化のリスク，医療資源の追加投入の必要性に基づいている。

このプロトコールマニュアルは次の目的に到達するのを助けるものである。

- 異なるナース間でトリアージに一貫性を持たせる。
- 最も適切な方法で医療資源を利用する。
- トリアージ段階を決定するための予後を予測する。
- 正しい質問を行う。

- どのくらいの時間で診療が必要かどうか決定する。
- 介入が考慮されることをナースに喚起する。
- 経験のあるナースのための参照とする。
- 経験のないナースがトリアージアセスメントを行うことを手助けする。
- オリエンテーションのトレーニングツールとして使用する。

プロトコールの構成要素

各プロトコールは互いに正確な一貫性を持つ。それぞれのプロトコールは下記の内容を含む。

タイトル

プロトコールは日本語の特性上，参照しやすいよう「内因性」「精神」「特定部位」「関節」「皮膚」「女性」「小児」「外傷性」「外因性」で分類してまとめた(訳注：原書はアルファベット順)。糖尿病性障害や喘息といった既往歴からわかる診断ベースのプロトコールもある。

Key Questions

これらはナースが迅速にルーチンで患者に聞かなければならない基本的な情報である。JCAHO(医療施設評価合同委員会)の会議では，Key Questionsに含まれる「疼痛スケール」と「バイタルサイン」の測定を迅速に行うことが，必須事項として定められている。疼痛スケールはそれぞれの施設で決定したものを使用する。その他のKey Questionsは各プロトコルに特有のもので，ナースは迅速に酸素飽和度を測定したり，外傷の受傷機転や破傷風の予防接種歴を聞いたりしなければならない。

重症度／アセスメントと看護対応

アセスメントはレベル1～5までに分類される。最も重傷で生命を脅かすものはレベル1となる。

レベル1　蘇生：このカテゴリーは緊急処置をしなければ致死的で，患者の命が脅かされているものである。このレベルに分類されたときは，ナースは患者の状態が急速に悪化することを考慮しなければならない。また多くのスタッフを患者のそばに配置し，蘇生チームの召集，多く

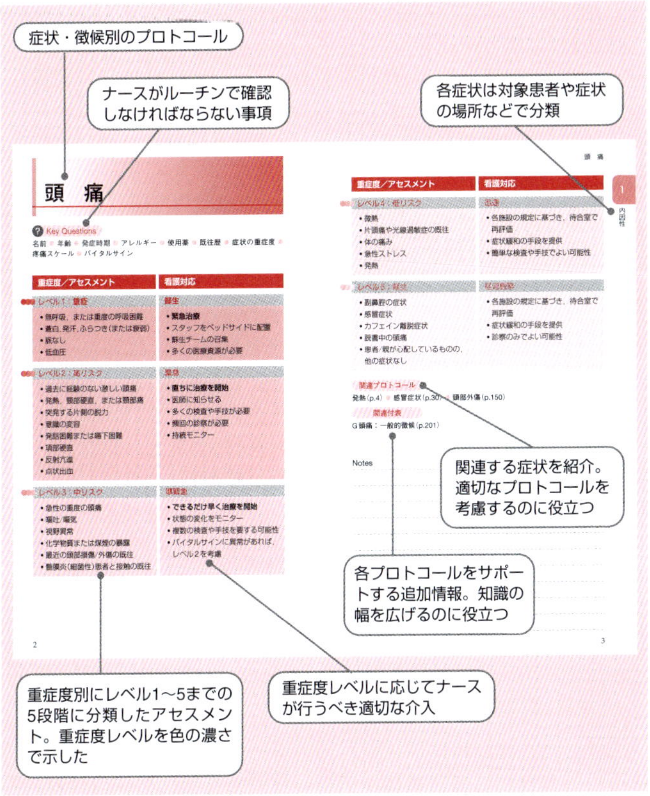

の医療資源の投入を考慮しなければならない。

レベル2　緊急：このカテゴリーは治療を待つことが高リスクとなる患者である。もし治療が遅れれば，患者の状態は急速に悪化するかもしれない。このレベルに分類されたときは，ナースは数多くの検査や手技，頻回の診察，持続モニターが必要になることを考慮しなければならない。

レベル3　準緊急：このカテゴリーは診察を待つことが中等度のリスクとなる患者である。患者の容体は安定している。しかし，治療をできる限り速やかに施し，苦痛や痛みを和らげるべきである。それぞれの施設で診察室がすぐに空かないのであれば，容認できる待ち時間を決定しておかなければならない。この重症度に分類されたときは，ナースは複数の検査や手技が必要になる可能性を考慮しなければならない。そして待合室では，状態の変化がないかどうか監視する必要がある。

レベル4　迅速：このカテゴリーは患者が待っている間に，急速に容体が悪化する可能性が低い患者である。症状が軽く，治療を待っても安全である。それぞれの施設で，診察室が空かないときの容認できる待ち時間を決定しておかなければならない。このカテゴリーに分類されたときは，簡単な検査や手技のみでよいと考えることができる。施設ごとの規定によって待合室で再評価するべきである。患者サービスの向上のため，症状緩和の手段を提供しなければならない。

レベル5　経過観察：このカテゴリーは患者が待っている間に，容体が急速に悪化する可能性がほとんどない患者である。一般にこのカテゴリーの患者は治療を待つことができ，軽症治療エリアで診察することができる。それぞれの施設で，診察室が空かないときの容認できる待ち時間を決定しなければならない。このカテゴリーに分類されたときは簡単な診察のみでよいと考えることができる。患者サービスの向上のため，施設ごとのプロトコールに従い，待合室での再評価と症状緩和の手段を提供しなければならない。

看護対応は，症状や医療資源の必要性を基本にした重症度分類に加えて，ナースが適切な介入を迅速に開始するものである。ナースの介入は施設で定められた範囲で行うべきである。

●関連プロトコール

この関連プロトコールの項はさらに適切なプロトコールを考慮するのに役立つ。

●付　表

この項は各プロトコールをサポートする追加情報である。ナースの知識の範囲を広げたり，さらに潜んでいる患者の致死的状態を発見するのに迅速に参照することができる。

付表A：PQRSTTアセスメントガイドは，わかりやすく質の高い問診を行うのに役立つ。

付表B：小児において，バイタルサインの正常範囲は常に考慮しなければならない。

付表C～D：イブプロフェン，アセトアミノフェンの用量に関する体重別換算の参照表である。

付表E～G：潜在的に致死的な疾患を含む腹痛，胸痛，頭痛の3症状についてさらなる症状を示した。診断できなくても，ナースが致死的な状態，症状を理解しておくことは重要である。

付表H～L：交通外傷トリアージにおける問診表や，年齢別の受傷機転の違いを記載した。このハンディーガイドはナースが年齢に基づく受傷機転で外傷のタイプを予測するものである。この情報は初期では見逃すかもしれない潜在的な致死的状態をナースに注意喚起するものである。

付表M：乱用されることの多い薬物の名前と効果についてのわかりやすい参照ツールである。

付表N：最もよくみられる中毒の症状と徴候のリファレンスである。

付表O：生物剤，化学剤のハンディーリファレンスはテロを予期するのに最も一般的に用いられているものである。トリアージナースは第一に症状やパターンを認識し，所見を適切な施設長へ報告しなければならない。

付表P：一般的な伝染病，風邪とインフルエンザ，性感染症のわかりやすい表である。伝播様式や潜伏期間，伝染性を持つ期間を含む。

付表Q：ボディピアスの合併症を部位ごとに説明した表である。

付表R：トリアージ・スキル・アセスメントは患者とナースの関わりを評価するモデルとして使われるものである。

追加トリアージガイドライン

すべてのプロトコールは特定の年齢や高リスク患者にも反映できるようにつくられているが，トリアージナースは症状の重症度や適切なトリアージ結果，トリアージ経験に影響を与える多くの因子に気づかなければならない。

- 年齢が65歳以上，または生後1ヵ月未満
- 合併症，喫煙，肥満，慢性疾患，アルコールまたは薬物の使用・乱用，免疫不全，高血圧，デスクワーク中心の生活
- 受傷機転（年齢別の付表を参照）
- 待合室での継続評価

加えて，トリアージナースがすべきことは：

- 患者の満足度と処理を改善させるトリアージが治療／診断に介入することを促進する服務規定を作成し，使用する。
- 待合室にて患者の情報をとり続けることにより，継続的な再評価と患者満足度の改善となる。
- トリアージ基準に適合しているか，また評価は適切かどうか一定の監視を行う。
- 5段階トリアージプロトコールを用いてスタッフをトレーニングすること。
- 定期的にトリアージプロトコールの適応を評価するシナリオをつくること。

ジュリー・ブリッグス Jullie. K. Briggs, RN, BSN, MHA
Manager Emergency Services
Providence St. Vincent Medical Center
Portland, Oregon

ヴァレリー・グロスマン Valerie G. A. Grossman, RN, BSN, CEN
Senior Nurse Counselor
Via Health: Call Center
Rochester, New York

寄稿者・査読者

寄稿者

Theresa Tavernero, RN, BSN, CEN, MHA
Nurse Consultant
Tacoma, Washington

査読者

Marge Bentler, RN, BSN, CEN
Emergency Department
Good Samaritan Hospital
Puyallup, Washington

Michael Brook, MD, FACEP
Emergency Medicine
Good Samaritan Hospital
Puyallup, Washington
Clinical Assistant Professor of Medicine
University of Washington Medical Center
Seattle, Washington

Bret Lambert, MD, FACEP
Emergency Medicine
Good Samaritan Hospital
Puyallup, Washington
Clinical Assistant Professor of Medicine
University of Washington Medical Center
Seattle, Washington

Theresa Tavernero, RN, BSN, CEN, MHA
Nurse Consultant
Tacoma, Washington

目　次

第２部　精　神

第３部　特定部位

第４部　関　節

第５部　皮　膚

第 9 部　外因性

付　表

第 1 部
内因性

頭　痛

Key Questions

名前 ● 年齢 ● 発症時期 ● アレルギー ● 使用薬 ● 既往歴 ● 症状の重症度 ● 疼痛スケール ● バイタルサイン

重症度／アセスメント	看護対応
レベル1：**重症**	蘇生
• 無呼吸，または重度の呼吸困難 • 蒼白，発汗，ふらつき（または衰弱） • 脈なし • 血圧低下	• **緊急治療** • スタッフをベッドサイドに配置 • 蘇生チームの召集 • 多くの医療資源が必要
レベル2：高リスク	緊急
• 過去に経験のない激しい頭痛 • 発熱，頸部硬直，または頸部痛 • 突発する片側の脱力 • 意識の変容 • 発話困難または嚥下困難 • 項部硬直 • 反射亢進 • 点状出血	• **直ちに治療を開始** • 医師に知らせる • 多くの検査や手技が必要 • 頻回の診察が必要 • 持続モニター
レベル3：中リスク	準緊急
• 急性の重度の頭痛 • 嘔吐／嘔気 • 視野異常 • 化学物質または煤煙の暴露 • 最近の頭部損傷／外傷の既往 • 髄膜炎（細菌性）患者と接触の既往	• **できるだけ早く治療を開始** • 状態の変化をモニター • 複数の検査や手技を要する可能性 • バイタルサインに異常があれば，レベル2を考慮

重症度／アセスメント	看護対応
レベル4：低リスク	**迅速**
• 微熱 • 片頭痛や光線過敏症の既往 • 体の痛み • 急性ストレス • 発熱	• 各施設の規定に基づき，待合室で再評価 • 症状緩和の手段を提供 • 簡単な検査や手技を要する可能性
レベル5：軽症	**経過観察**
• 副鼻腔の症状 • 感冒症状 • カフェイン離脱症状 • 読書中の頭痛 • 患者や親が心配しているものの，他の症状なし	• 各施設の規定に基づき，待合室で再評価 • 症状緩和の手段を提供 • 診察のみでよい可能性

関連プロトコール

発熱（p.4）・感冒症状（p.30）・頭部外傷（p.150）

関連付表

G 頭痛：一般的徴候（p.201）

Notes

発　熱

Key Questions

名前 ● 年齢 ● 発症時期 ● アレルギー ● 使用薬 ● 既往歴 ● 疼痛スケール ● バイタルサイン ● 体重 ● 酸素飽和度

重症度／アセスメント	看護対応
レベル1：重症	**蘇生**
• 無呼吸，または重度の呼吸困難 • 無反応 • 蒼白，発汗，ふらつき（または衰弱）	• **緊急治療** • スタッフをベッドサイドに配置 • 蘇生チームの召集 • 多くの医療資源が必要
レベル2：高リスク	**緊急**
• 混乱または見当識障害 • 意識の変容 • 過度の流涎または嚥下困難 • 生後12週未満，かつ38℃以上の発熱 • 傾眠 • 点状出血 • 高齢者，小児，免疫抑制・不全患者での重度の脱水所見 • 24時間以上続く，無尿または尿量減少 • 乳児における，眼周囲または大泉門の陥凹，皮膚ツルゴール低下，または過度の口渇 • 重度の頭痛，項部硬直，頸部痛，羞明	• **直ちに治療を開始** • 医師に知らせる • 多くの検査や手技が必要 • 頻回の診察が必要 • 持続モニター

重症度／アセスメント	看護対応
レベル3：中リスク	**準緊急**
• 重度の痛み • 40℃以上の発熱，かつ解熱手段に反応しない • 39℃以上の発熱，かつ次のいずれか： 側腹部または背部の痛み，排尿痛，血尿 息切れ，胸膜痛，wheeze（呼吸時の笛様の異常音），痰の増加 糖尿病，癌の既往 HIV/AIDS，腎/肝疾患，妊娠，最近の手術歴 嘔気/嘔吐 • 小児の場合： 不機嫌が持続，あやしに反応なし 生後3～6ヵ月の乳児で，かつ直腸温39℃以上で下痢，嘔吐，脱水を伴う	• **できるだけ早く治療を開始** • 状態の変化をモニター • 複数の検査や手技を要する可能性 • バイタルサインに異常があれば，レベル2を考慮 • 各施設の規定に基づき，アセトアミノフェンやイブプロフェン投与を考慮
レベル4：低リスク	**迅速**
• 72時間以上の微熱の持続，かつ原因不明 • 耳痛，咽頭痛，腺組織の軽度腫脹 • 皮疹 • 頻尿，または排尿時の灼熱感 • 腟分泌物の異常	• 各施設の規定に基づき，待合室で再評価 • 症状緩和の手段を提供 • 簡単な検査や手技を要する可能性
レベル5：軽症	**経過観察**
• 38℃以上の発熱で，他の症状なし • 最近のワクチン接種歴	• 各施設の規定に基づき，待合室で再評価 • 症状緩和の手段を提供 • 診察のみでよい可能性

嘔　吐

? Key Questions

名前 ● 年齢 ● 発症時期 ● アレルギー ● 使用薬 ● 既往歴 ● 重症度 ● 疼痛スケール ● バイタルサイン ● 患者家族の健康状態 ● 最近の外傷

重症度／アセスメント	看護対応
●●● レベル1：**重症**	**蘇生**
• 重度の呼吸困難 • 蒼白，発汗，ふらつき（または衰弱） • 無反応 • 脈なし	• **緊急治療** • スタッフをベッドサイドに配置 • 蘇生チームの召集 • 多くの医療資源が必要
●●● レベル2：**高リスク**	**緊急**
• 意識の変容 • 頭部損傷 • 出血が明らかな嘔吐またはコーヒー様の嘔吐の持続 • 胸部，顎，または腕の痛み • 腹部外傷 • 糖尿病，かつ血糖値400 mg/dL以上	• **直ちに治療を開始** • 医師に知らせる • 多くの検査や手技が必要 • 頻回の診察が必要 • 持続モニター
●●● レベル3：**中リスク**	**準緊急**
• 2時間以上の重度の腹痛または頭痛 • 脱水徴候 • 毒性物質の摂取または暴露の可能性 • 糖尿病，癌，他の慢性疾患，または免疫抑制の既往 • 60歳以上，かつ1回以上の嘔吐 • 40℃以上の発熱 • 起立時のバイタルサインの変化	• **できるだけ早く治療を開始** • 複数の検査や手技を要する可能性 • 状態の変化をモニター • バイタルサインに異常があれば，レベル2を考慮

重症度／アセスメント	看護対応
レベル4：低リスク	**迅速**
• 中等度の痛み • 抗生物質，鎮痛剤，または新しい薬剤の最近の服用 • 2日以上続く嘔吐	• 各施設の規定に基づき，待合室で再評価 • 症状緩和の手段を提供 • 簡単な検査や手技を要する可能性
レベル5：軽症	**経過観察**
• 24時間未満の嘔吐 • 最近の手術，入院，または診断処置 • 家族内で病気の者がいる • 食物，アルコール，または飲みものの過剰な摂取 • 妊娠の可能性	• 各施設の規定に基づき，待合室で再評価 • 症状緩和の手段を提供 • 診察のみでよい可能性

関連プロトコール

発熱（p.4） 腹痛（p.32） 下痢（p.36） 妊婦の嘔吐（p.116） 小児の腹痛（p.134） 小児の下痢（p.136） 頭部外傷（p.150） 中毒・暴露・服用（p.170）

Notes

けいれん

Key Questions

名前 ● 年齢 ● 発症時期 ● アレルギー ● 使用薬 ● 既往歴 ● 重症度 ● 疼痛スケール ● バイタルサイン ● 酸素飽和度 ● 薬物およびアルコールの使用

重症度／アセスメント	看護対応
レベル1：**重症**	蘇生
• 無呼吸，または重度の呼吸困難 • 脈なし • 無反応 • けいれん重積状態 • 蒼白，発汗，ふらつき（または衰弱）	• **緊急治療** • スタッフをベッドサイドに配置 • 蘇生チームの召集 • 多くの医療資源が必要
レベル2：**高リスク**	緊急
• 意識の変容 • 頭部損傷の既往 • 妊娠：子癇 • 薬物過量摂取または中毒 • 突発性の片麻痺，会話困難 • 大量破壊兵器（WMD；核兵器，生物兵器，化学兵器）への暴露および症状の強い疑い • 重度の頭痛 • 初発けいれん • 持続する異常な傾眠	• **直ちに治療を開始** • 医師に知らせる • 多くの検査や手技が必要 • 頻回の診察が必要 • 持続モニター • 似たような症状の患者が多くいる場合，または大量破壊兵器（WMD）への暴露が疑われる場合は，ただちに各施設の計画に基づき，除染を行う • 付表O生物剤/化学剤（p.225～）を参照
レベル3：中リスク	準緊急
• 重度の痛み • 38.5℃以上の発熱 • 常習者における突然のアルコール・薬物服用の中断 • 抗けいれん薬内服にもかかわらず頻回のけいれん	• **できるだけ早く治療を開始** • 複数の検査や手技を要する可能性 • 状態の変化をモニター • バイタルサインに異常があれば，レベル2を考慮

重症度／アセスメント	看護対応
レベル3：中リスク(つづき)	**準緊急**
• 頭痛 • 項部硬直 • けいれんの既往，かつ不適切な薬物服用歴または過剰な飲酒歴	
レベル4：低リスク	**迅速**
• 中等度の痛み • 癌や糖尿病の既往，または免疫抑制状態 • けいれんの既往，かつ怠薬	• 各施設の規定に基づき，待合室で再評価 • 症状緩和の手段を提供 • 簡単な検査や手技を要する可能性
レベル5：軽症	**経過観察**
• 心身症に伴うけいれんの既往 • けいれんの既往，かつけいれんからの覚醒後で意識清明な場合	• 各施設の規定に基づき，待合室で再評価 • 症状緩和の手段を提供 • 診察のみでよい可能性

関連プロトコール

発熱(p.4) ● 意識の変容(p.10) ● 糖尿病性障害(p.44) ● 混乱(p.50) ● 頭部外傷(p.150) ● 虫刺され・ダニ咬傷(p.156) ● ヘビ咬傷(p.160) ● 海洋生物咬傷(p.162) ● 動物・ヒト咬傷(p.164) ● 中毒・暴露・服用(p.170) ● アルコールや薬物の乱用・依存(p.172)

Notes

意識の変容

Key Questions

名前 ● 年齢 ● 発症時期 ● アレルギー ● 使用薬 ● 既往歴 ● 重症度 ● 疼痛スケール ● バイタルサイン ● 酸素飽和度

重症度／アセスメント	看護対応
レベル1：**重症**	**蘇生**
• 無呼吸，または重度の呼吸困難 • 無反応 • 蒼白，発汗，ふらつき（または衰弱） • けいれん重積状態 • 脈なし	• **緊急治療** • スタッフをベッドサイドに配置 • 蘇生チームの召集 • 多くの医療資源が必要
レベル2：**高リスク**	**緊急**
• 意識の変容 • 薬物，またはアルコールの過量摂取 • 自らへの，または他人への危険行動 • 重度の頭痛 • 胸痛 • 失神や発汗を伴う頻脈 • 異常なバイタルサイン（HR<50，または>100，R<8） • 糖尿病患者 • 妊娠中での大量の不正性器出血または腹痛 • 重度の腹痛 • 2時間以内に次の症状が新たに発症：四肢の動きの消失，混乱，会話困難，しびれ，ちくちくする痛み，視界のぼやけ • 極度の激越または焦燥感 • 頭痛および噴水状の嘔吐 • 頭痛，発熱，および項部硬直（頸部痛） • 幻覚，妄想，または躁状態	• **直ちに治療を開始** • 医師に知らせる • 多くの検査や手技が必要 • 頻回の診察が必要 • 持続モニター

重症度／アセスメント	看護対応
レベル3：中リスク	**準緊急**
• 覚醒していて，見当識があり，以下の症状を持つ 項部硬直（または頸部痛）を伴わない頭痛や発熱 最近の頭部損傷または外傷（脳出血は除外） 新規のけいれんおよびけいれん発作後の症状の残存 持続的な高熱 重度の腹痛，かつバイタルサインに異常なし 一時的に不明瞭な会話または握力低下 緊張性または慢性のけいれん 痛み止め，風邪薬，または睡眠薬の最近の内服	• **できるだけ早く治療を開始** • 複数の検査や手技を要する可能性 • 状態の変化をモニター • バイタルサインに異常があれば，レベル2を考慮
レベル4：低リスク	**迅速**
• 短い時間の意識消失 • アルコール依存症 • 気晴らしのための麻薬使用	• 症状緩和の手段を提供 • 各施設の規定に基づき，待合室で再評価 • 簡単な検査や手技を要する可能性
レベル5：軽症	**経過観察**
• 疲労 • 不眠	• 症状緩和の手段を提供 • 各施設の規定に基づき，待合室で再評価 • 診察のみでよい可能性あり

関連プロトコール

頭痛（p.2）・発熱（p.4）・胸痛（p.18）・呼吸の異常（p.24）・頭部外傷（p.150）・アルコールや薬物の乱用・依存（p.172）

ふらつき・失神

Key Questions

名前 ● 年齢 ● 発症時期 ● 既往歴 ● 水分摂取 ● 使用薬 ● 疼痛スケール ● バイタルサイン ● 酸素飽和度

重症度／アセスメント	看護対応
レベル1：重症	**蘇生**
• 無呼吸，または重度の呼吸困難 • 脈なし • 無反応 • 蒼白，発汗，ふらつき（または衰弱）	• **緊急治療** • スタッフをベッドサイドに配置 • 蘇生チームの召集 • 多くの医療資源が必要
レベル2：高リスク	**緊急**
• 重度の痛み • 錯乱，傾眠，見当識障害 • 意識の変容 • 四肢の運動低下または運動障害 • 発語困難，視野障害 • 不整脈または動悸 • 胸痛	• **直ちに治療を開始** • 医師に知らせる • 多くの検査や手技が必要 • 頻回の診察が必要 • 持続モニター
レベル3：中リスク	**準緊急**
• 嘔気/嘔吐を伴った頭部外傷の最近の受傷歴 • 中等度～重度の嘔吐または下痢 • 出血および頻脈 • 姿勢によるバイタルサインの変化 • 持続的な頭痛または視野変化 • 糖尿病	• **できるだけ早く治療を開始** • 状態の変化をモニター • 複数の検査や手技を要する可能性 • 血糖値を測定 • バイタルサインに異常があれば，レベル2を考慮

重症度／アセスメント	看護対応
レベル4：低リスク	**迅速**
• 症状が活動を妨げる • 新規の薬剤を服用後に症状出現 • 頭位変換時に症状出現 • 妊娠，または最終月経から6週間以上経過 • 日光や高温環境への暴露 • 耳痛，耳鳴，聴力喪失	• 各施設の規定に基づき，待合室で再評価 • 症状緩和の手段を提供 • 簡単な検査や手技を要する可能性
レベル5：軽症	**経過観察**
• ダイエットの既往 • ストレスの増大，情動的な出来事，または過換気 • アルコール飲用後の症状出現	• 各施設の規定に基づき，待合室で再評価 • 症状緩和の手段を提供 • 診察のみでよい可能性あり

関連プロトコール

頭痛（p.2）● 嘔吐（p.6）● 意識の変容（p.10）● 胸痛（p.18）● 腹痛（p.32）● 下痢（p.36）● 不正性器出血（p.112）● 小児の腹痛（p.134）● 小児の下痢（p.136）

Notes

頸部痛

Key Questions

名前 ● 年齢 ● 発症時期 ● アレルギー ● 使用薬 ● 既往歴 ● 受傷機転 ● 疼痛スケール ● バイタルサイン ● 酸素飽和度

重症度／アセスメント	看護対応
レベル1：重症	**蘇生**
• 無呼吸，または重度の呼吸困難 • 脈なし • 無反応 • 神経障害を伴う，高いリスクの受傷機転 • 蒼白，発汗，ふらつき（または衰弱）	• **緊急治療** • スタッフをベッドサイドに配置 • 蘇生チームの召集 • 多くの医療資源が必要
レベル2：高リスク	**緊急**
• 意識の変容 • 神経障害を伴わない，高いリスクの受傷機転 • 急性発症の胸痛，下顎痛，または頸部痛（明らかな同部の外傷なし） • 呼吸困難 • 重度の頭痛，かつ38.5℃以上の発熱 • 溢血点 • 突然発症の両上肢または両下肢のしびれ，うずき，または脱力 • 発汗，動悸，嘔気/嘔吐 • 重度の痛み	• **直ちに治療を開始** • 医師に知らせる • 多くの検査や手技が必要 • 頻回の診察が必要 • 持続モニター
レベル3：中リスク	**準緊急**
• 頸部屈曲で増悪する頸部痛 • 低リスクの受傷機転 • 羞明 • 嘔気，嘔吐 • 片側上肢の脱力またはしびれ	• **できるだけ早く治療を開始** • 複数の検査や手技を要する可能性 • 状態の変化をモニター • バイタルサインに異常があれば，レベル2を考慮

重症度／アセスメント	看護対応
レベル4：低リスク	**迅速**
• 頸部伸展で増悪する中等度の頸部痛 • 腺の腫脹，咽頭痛，感冒様症状，耳痛 • 頸部の片側/両側での腫脹 • 痛みが日常生活の障害になっている	• 症状緩和の手段を提供 • 各施設の規定に基づき，待合室で再評価 • 簡単な検査や手技を要する可能性
レベル5：軽症	**経過観察**
• 外傷や疾患に起因しない頸部痛 • 慢性の頸部痛 • 不適切な姿勢での睡眠	• 症状緩和の手段を提供 • 各施設の規定に基づき，待合室で再評価 • 診察のみでよい可能性

関連プロトコール

発熱（p.4） 咽頭痛（p.16） 胸痛（p.18） 耳の異常（p.60） 歯痛・歯牙外傷（p.68） 頭部外傷（p.150）

Notes

咽頭痛

Key Questions

名前 ● 年齢 ● 発症時期 ● アレルギー ● 既往歴 ● 随伴症状 ● 疼痛スケール ● バイタルサイン ● 酸素飽和度 ● 使用薬

重症度／アセスメント	看護対応
レベル1：重症	**蘇生**
• 重度の呼吸困難 • 蒼白，発汗，ふらつき（または衰弱） • 酸素飽和度90％以下（酸素投与下）	• **緊急治療** • 多くの医療資源が必要 • スタッフをベッドサイドに配置 • 蘇生チームの召集
レベル2：高リスク	**緊急**
• 意識の変容 • 呼吸困難（鼻のうっ血に関連しない） • 小児における過剰なよだれ • stridor（吸気時の上気道での狭窄音），または自分の唾液を嚥下できない • 酸素飽和度94％以下（酸素投与下） • 酸素飽和度90％以下（ルームエア） • 伝染性単核球症による扁桃腫大（kissing tonsils）とよだれ	• **直ちに治療を開始** • 医師に知らせる • 多くの検査や手技が必要 • 頻回の診察が必要 • 定期的なモニター
レベル3：中リスク	**準緊急**
• 重度の痛み，かつ嚥下困難 • 完全な開口が不可能 • 脱水徴候 • 咽頭炎，かつ口唇または口の腫脹 • 頸部痛または項部硬直 • 免疫抑制状態，60歳以上，または糖尿病を有する者で，38℃以上の発熱 • リウマチ熱，僧房弁逸脱症，または他の心疾患の既往	• **できるだけ早く治療を開始** • 複数の検査や手技を要する可能性 • 状態の変化をモニター • バイタルサインに異常があれば，レベル2を考慮 • 各施設の規定に基づき，簡易溶連菌検査

重症度／アセスメント	看護対応
レベル3：中リスク(つづき)	**準緊急**
• 伝染性単核球症による扁桃腫大(kissing tonsils)と唾液の嚥下可能	
レベル4：低リスク	**迅速**
• 皮疹 • 2週間以内の溶連菌による咽喉炎 • 中等度の痛み • 嗄声(しわがれ声) • 咽喉後壁の黄色膿または白色粘液，かつ発熱 • 3日以上続く咽頭炎 • 耳痛 • 赤色または腫大した扁桃	• 各施設の規定に基づき，待合室で再評価 • 症状緩和の手段を提供 • 簡単な検査や手技を要する可能性 • 各施設の規定に基づき，インフルエンザや肺炎球菌性咽頭炎などの迅速検査キットを用いる
レベル5：軽症	**経過観察**
• 2日未満の軽度の不快感 • 熱なし • 慢性的な鼻のうっ血 • アレルギーに伴う咳またはくしゃみ	• 各施設の規定に基づき，待合室で再評価 • 症状緩和の手段を提供 • 診察のみでよい可能性あり

関連プロトコール

発熱(p.4) ● 呼吸の異常(p.24) ● 咳嗽(p.26) ● 感冒症状(p.30) ● 耳の異常(p.60)

Notes

胸　痛

Key Questions

名前・年齢・発症時期・アレルギー・既往歴・使用薬・重症度・疼痛スケール・随伴症状・バイタルサイン・酸素飽和度

重症度／アセスメント	看護対応
レベル1：重症	**蘇生**
• 無呼吸，または重度の呼吸困難 • 無反応 • 脈なし • 中枢性チアノーゼ • 低血圧	• **緊急治療** • スタッフをベッドサイドへ配置 • 蘇生チームの召集 • 多くの医療資源が必要
レベル2：高リスク	**緊急**
• 意識の変容 • ふらつき，または衰弱 • 冷たく湿った皮膚 • 嘔気または嘔吐 • 頸部，肩，顎，背部，または腕に放散する痛み • 35歳以上での動悸 • 呼吸困難 • 皮膚蒼白 • 両側のラ音または rhonchi(いびき様音)の聴取 • 5分おきに3回ニトログリセリンを投与しても改善しない持続痛 • 既知の心疾患 • 安静時，または起床時の重度の胸痛 • 喀血 • 最近の外傷歴，出産歴，手術歴 • 24時間以内のストリートドラッグまたは処方薬の乱用	• **直ちに治療を開始** • 医師に知らせる • 各施設の規定に基づき，酸素管理 • 各施設の規定に基づき，心電図を施行 • 各施設の規定に基づき，静脈ライン確保 • 各施設の規定に基づき，アスピリンの投与 • 各施設の規定に基づき，ニトログリセリンの投与 • 多くの検査や手技が必要 • 頻回の診察が必要 • 持続モニター • 呼吸，体動，動悸，または咳嗽で胸痛が重篤化や悪化するのであれば，レベル3を考慮

重症度／アセスメント	看護対応
レベル2：高リスク（つづき）	**緊急**
• 心疾患，糖尿病，うっ血性心不全，または凝固異常の既往歴 • 重度の痛み	
レベル3：中リスク	**準緊急**
• 中等度の痛み • バイタルサインと脈の安定 • 35歳未満での動悸 • 呼吸困難なし • ヘビースモーカー • 足部の疼痛，腫脹，熱感，または発赤 • 労作時の痛み • 心疾患，心臓発作，脳卒中，または糖尿病の強い家族歴	• **できるだけ早く治療を開始** • 状態の変化をモニター • 複数の検査や手技を要する可能性 • バイタルサインに異常があれば，レベル2を考慮
レベル4：低リスク	**迅速**
• 最近の外傷，および体動・呼吸による痛みの増加 • 発熱，咳嗽，うっ血	• 各施設の規定に基づき，待合室で再評価 • 症状緩和の手段を提供 • 簡単な検査や手技を要する可能性
レベル5：軽症	**経過観察**
• 疼痛部位の圧迫による痛みの悪化 • 深呼吸や咳での間欠痛 • 慢性の痛み	• 各施設の規定に基づき，待合室で再評価 • 症状緩和の手段を提供 • 診察のみでよい可能性

関連プロトコール

呼吸の異常（p.24）・感冒症状（p.30）

関連付表

F 胸痛の鑑別診断（p.198）

頻　脈

? Key Questions

名前 ● 年齢 ● 発症時期 ● アレルギー ● 使用薬 ● 既往歴 ● 症状の重症度 ● 疼痛スケール ● バイタルサイン ● 酸素飽和度 ● 心疾患の既往（ステント，バイパス手術，弁膜症，心筋梗塞，ペースメーカー）

重症度／アセスメント	看護対応
レベル1：重症	**蘇生**
• 無呼吸，または重度の呼吸困難 • 無反応 • 蒼白，発汗，ふらつき（または衰弱） • 血圧低下	• **緊急治療** • 多くの医療資源が必要 • スタッフをベッドサイドに配置 • 蘇生チームの召集
レベル2：高リスク	緊急
• 意識の変容 • 胸，顎，または腕の痛み • 成人で，心拍150以上 • 小児で，心拍180以上 • 呼吸困難 • 顔面のチアノーゼ，または蒼白 • 薬物過量摂取の可能性 • 立ちくらみ，またはめまい • ふらつき • 発汗	• **直ちに治療を開始** • 医師に知らせる • 多くの検査や手技が必要 • 頻回の診察が必要 • 持続モニター
レベル3：中リスク	準緊急
• 心疾患，発作性上室性頻拍，または甲状腺疾患の既往歴 • 頻脈の一時的なエピソード • 抗ヒスタミン薬，またはダイエットピルの使用歴 • 脱水の徴候 • 薬物の内服または暴露の可能性 • 不安発作	• **できるだけ早く治療を開始** • 複数の検査や手技を要する可能性 • 状態の変化をモニター • バイタルサインに異常があれば，レベル2を考慮

重症度／アセスメント	看護対応
レベル4：低リスク	**迅速**
• 下痢 • 嘔吐 • 新しい薬剤の内服 • カフェイン摂取量の増加 • ストレス増加，または感情的な不安 • 心拍140未満，かつ正常	• 各施設の規定に基づき，待合室で再評価 • 症状緩和の手段を提供 • 簡単な検査や手技を要する可能性
レベル5：軽症	**経過観察**
• 動悸の既往 • 特に症状なし • 中等度の発熱 • 痛みまたは不安に関連するもの	• 各施設の規定に基づき，待合室で再評価 • 症状緩和の手段を提供 • 診察のみでよい可能性

関連プロトコール

嘔吐（p.6）・ふらつき・失神（p.12）・胸痛（p.18）・呼吸の異常（p.24）・下痢（p.36）・不安（p.48）・小児の下痢（p.136）

Notes

徐　脈

Key Questions

名前 ● 年齢 ● 発症時期 ● アレルギー ● 使用薬 ● 既往歴 ● 症状の重症度 ● 疼痛スケール ● バイタルサイン ● 酸素飽和度 ● 心疾患の既往(ステント，バイパス手術，弁膜症，心筋梗塞，ペースメーカー)

重症度／アセスメント	看護対応
レベル1：重症	**蘇生**
• 無呼吸，または重度の呼吸困難 • 蒼白，冷汗，ふらつき(または衰弱) • 酸素飽和度90%以下(酸素投与下) • 無反応	• **緊急治療** • 多くの医療資源が必要 • スタッフをベッドサイドに配置 • 蘇生チームの召集
レベル2：高リスク	**緊急**
• 意識の変容 • 胸，頸部，腕，または顎の痛み • 呼吸困難 • 顔面のチアノーゼまたは蒼白 • β遮断薬，甲状腺薬，ジゴキシン，または三環系抗うつ薬などの過量摂取の可能性 • 収縮期血圧90 mmHg以下 • めまい，または立ちくらみ • ふらつき • 発汗	• **直ちに治療を開始** • 医師に知らせる • 多くの検査や手技が必要 • 頻回の診察が必要 • 定期的なモニター
レベル3：中リスク	**準緊急**
• 新しい薬剤の内服 • 予期せぬ体重増加，倦怠感，慢性的な"寒け" • 心疾患，心ブロックの既往，またはペースメーカーの不具合 • 嘔気/嘔吐 • 不整脈	• **できるだけ早く治療を開始** • 複数の検査や手技を要する可能性 • 状態の変化をモニター • バイタルサインに異常があれば，レベル2を考慮

重症度／アセスメント	看護対応
レベル4：低リスク	**迅速**
• 常にゆっくりとした心拍 • スポーツ心臓	• 各施設の規定に基づき，待合室で再評価 • 症状緩和の手段を提供 • 簡単な検査や手技を要する可能性
レベル5：軽症	**経過観察**
• 患者や親が心配しているものの，症状はない	• 各施設の規定に基づき，待合室で再評価 • 症状緩和の手段を提供 • 診察のみでよい可能性

関連プロトコール

ふらつき・失神（p.12）● 胸痛（p.18）● 呼吸の異常（p.24）

Notes

呼吸の異常

? Key Questions

名前 ● 年齢 ● 体重 ● 発症時期 ● アレルギー ● 既往歴 ● 重症度 ● 疼痛スケール ● バイタルサイン ● 酸素飽和濃度 ● 使用薬

重症度／アセスメント	看護対応
レベル1：**重症**	**蘇生**
• 無呼吸，または重度の呼吸困難 • 無反応 • 脈なし • 発語不能 • 中枢性チアノーゼ • 酸素飽和度90%以下（酸素投与下） • 重度の陥没呼吸または急性チアノーゼ（小児）	• **緊急治療** • スタッフをベッドサイドに配置 • 蘇生チームの召集 • 多くの医療資源が必要
レベル2：**高リスク**	**緊急**
• 意識の変容 • 窒息している感じ • 肺塞栓，血栓，または肺虚脱の既往歴 • 胸痛 • 単語単位での会話のみ可能 • 皮膚蒼白または指爪のチアノーゼ • 中等度の陥没呼吸（小児） • 流涎 • 酸素飽和度94%以下（酸素投与下） • 酸素飽和度90%以下（ルームエア） • wheeze（呼吸時の笛様の異音）の聴取または重度のstridor（吸気時の上気道での狭窄音） • 発汗 • 呼吸補助筋の中等度の使用 • 呼吸困難，かつ過去に重大反応を引き起こしたアレルゲンへの暴露 • 外傷と胸郭変形	• **直ちに治療を開始** • 医師に知らせる • 多くの検査や手技が必要 • 頻回の診察が必要 • 持続モニター • 循環の改善および四肢の保温による正確な酸素飽和濃度の測定 • 一酸化炭素中毒では，酸素化が悪いにもかかわらず，モニターが酸素飽和濃度正常を示す

重症度／アセスメント	看護対応
レベル3：中リスク	**準緊急**
• 体動時または呼吸時の痛みの増強 • 短文での会話可能 • 安静時に軽度のwheeze聴取 • 頑強な咳 • 泡沫ピンク痰または多量の白色痰 • 吸入器使用で改善しなかった喘息の既往 • 突発性または進行性の息切れ，かつ次のどれか： 2時間以内のwheeze 最近の外傷，手術または出産 異物の吸入 蒼白 強い不安感	• **できるだけ早く治療を開始する** • 状態の変化をモニター • 待合室で呼吸療法が必要な可能性 • 複数の検査や手技を要する可能性 • バイタルサインに異常があれば，レベル2を考慮
レベル4：低リスク	**迅速**
• 長文での会話可能 • 39.5℃以上の発熱 • 灰色，緑色，または黄色の痰を伴う湿性咳嗽 • 60歳以上で，かつ38℃以上の発熱	• 各施設の規定に基づき，待合室で再評価 • 症状緩和の手段を提供 • 簡単な検査や手技を要する可能性
レベル5：軽症	**経過観察**
• 酸素飽和度95%以上(ルームエア) • 時々の乾性咳嗽 • 過換気と，顔か指の感覚鈍麻またはしびれ • ストレスのかかる新たな出来事や状況 • 環境刺激への暴露 • 最近の感冒症状	• 各施設の規定に基づき，待合室で再評価 • 症状緩和の手段を提供 • 診察のみでよい可能性

関連プロトコール

喘息(p.28)　胸痛(p.32)　アレルギー反応(p.168)　異物吸入(p.178)

咳　嗽

? Key Questions

名前 ● 年齢 ● 発症時期 ● アレルギー ● 既往歴 ● 重症度 ● 疼痛スケール ● バイタルサイン ● 酸素飽和度 ● 使用薬 ● 随伴症状

重症度／アセスメント	看護対応
レベル1：重症	**蘇生**
• 無呼吸，または重度の呼吸困難 • 無反応 • 発語不能 • 酸素飽和度90%以下(酸素投与下) • 中枢性チアノーゼ	• **緊急治療** • スタッフをベッドサイドへ配置 • 蘇生チームの召集 • 多くの医療資源が必要
レベル2：高リスク	**緊急**
• 意識の変容 • 流涎 • 重度の呼吸困難 • 呼吸補助筋の使用 • 重度のstridor(吸気時の上気道での狭窄音) • 単語単位での会話のみ可能 • 青色の唇または舌 • 窒息している感じ • 泡沫状・ピンク色の痰 • 12ヵ月以下の小児で，頻呼吸および持続的な咳	• **直ちに治療を開始** • 医師に知らせる • 多くの検査や手技が必要 • 頻回の診察が必要 • 持続モニター
レベル3：中リスク	**準緊急**
• 重度の痛み • 短文での会話可能 • 軽度のstridor • 部屋を越えて聞こえるwheeze(呼吸時の笛様の異音) • 家庭での治療に反応しない喘息の既往 • 39.5℃以上の発熱	• **できるだけ早く治療を開始する** • 状態の変化をモニター • 複数の検査や手技を要する可能性 • バイタルサインに異常があれば，レベル2を考慮

重症度／アセスメント	看護対応
レベル3：中リスク（つづき）	**準緊急**
• 60歳以上または免疫不全者での38℃以上の発熱 • 喀血 • 感冒症状に関連しない咳があり，以下のいずれかを有する： 最近の外傷，手術，出産，心臓発作，血栓症，長期の座位	
レベル4：低リスク	**迅速**
• 中等度の痛み • 長文での会話可能 • stridorなし • wheeze，ラ音，rhonchi（いびき様音）の聴取 • 内服または吸入薬での治療をしていない喘息の既往 • 72時間以上継続する頭痛で，解熱手段に反応しない • 睡眠を妨げる咳 • 冷たい風，加湿器，または蒸気で軽減されない間欠的な犬吠咳 • 72時間以上続く，緑色または茶色の喀痰	• 各施設の規定に基づき，待合室で再評価 • 症状緩和の手段を提供 • 簡単な検査や手技を要する可能性
レベル5：軽症	**経過観察**
• クループの既往 • 運動誘発性の咳嗽 • 深い湿性咳嗽を伴う間欠的な胸部不快感 • 患者や親が心配しているものの，症状はない • 咳嗽および体重減少 • 耳痛 • 咽頭痛	• 各施設の規定に基づき，待合室で再評価 • 症状緩和の手段を提供 • 診察のみでよい可能性

関連プロトコール

呼吸の異常（p.24）・喘息（p.28）・感冒症状（p.30）

喘 息

Key Questions

名前 ● 年齢 ● 発症時期 ● アレルギー ● 既往歴 ● 重症度 ● 期間 ● 治療歴 ● 使用薬 ● 疼痛スケール ● バイタルサイン ● 酸素飽和度 ● ピークフロー

重症度／アセスメント	看護対応
レベル1：重症	**蘇生**
• 無呼吸，または重度の呼吸困難 • 発語困難 • 無反応 • 蒼白，発汗，ふらつき（または衰弱） • 酸素飽和度90%以下（酸素投与下）	• **緊急治療** • スタッフをベッドサイドに配置 • 蘇生チームの召集 • 多くの医療資源が必要
レベル2：高リスク	**緊急**
• 単語単位での会話のみ可能 • 努力性呼吸と呼吸疲労 • 薬剤，食事，ハチ刺され，もしくはアレルゲン暴露後の突然発症のwheeze（呼吸時の笛様の異音） • ピークフローが通常時の50%以下 • 意識の変容 • 胸痛 • 酸素飽和度94%以下（酸素投与下） • 酸素飽和度90%以下（ルームエア） • 不安感，恐怖感，焦燥感の高まり	• **直ちに治療を開始** • 医師に知らせる • 複数の検査や手技が必要 • 頻回の診察が必要 • 持続モニター
レベル3：中リスク	**準緊急**
• 短文での会話可能 • 重度の咳嗽 • 同様の症状での入院歴 • 治療後20分経っても改善しない，持続的なwheezeの聴取 • 39.5℃以上の発熱	• **できるだけ早く治療を開始** • 状態の変化をモニター • 待合室で呼吸治療が必要な可能性 • 複数の検査や手技を要する可能性 • バイタルサインに異常があれば，レベル2を考慮

重症度／アセスメント	看護対応
レベル4：低リスク	**迅速**
• 長文での会話可能 • 吸入器またはネブライザー使用後も持続する咳 • 39.5℃未満の発熱 • 60歳以上で，かつ38℃以上の発熱 • ピークフローが通常の80%以上	• 各施設の規定に基づき，待合室で再評価 • 症状緩和の手段を提供 • 簡単な検査や手技を要する可能性
レベル5：軽症	**経過観察**
• 発熱および緑色（または黄色）の鼻汁 • 吸入器またはネブライザー使用後にwheezeの改善 • ピークフローの通常状態への改善	• 各施設の規定に基づき，待合室で再評価 • 症状緩和の手段を提供 • 診察のみでよい可能性

関連プロトコール

呼吸の異常（p.24） ● 咳嗽（p.26） ● アレルギー反応（p.168）

Notes

感冒症状

Key Questions

名前 ● 年齢 ● 発症時期 ● アレルギー ● 既往歴 ● 随伴症状 ● 疼痛スケール ● バイタルサイン ● 酸素飽和度 ● 使用薬

重症度／アセスメント	看護対応
レベル1：重症	**蘇生**
• 無呼吸，または重度の呼吸困難 • 蒼白，発汗，ふらつき（または衰弱） • 酸素飽和度90%以下（酸素投与下）	• **緊急治療** • 多くの医療資源が必要 • スタッフをベッドサイドへ配置 • 蘇生チームの召集
レベル2：高リスク	**緊急**
• 意識の変容 • 呼吸困難（鼻づまりに関係しない） • 胸痛（胸壁の動きに関係しない） • 点状出血，発熱，頭痛，頸部回旋時の痛み • 酸素飽和度94%以下（酸素投与下） • 酸素飽和度90%以下（ルームエア） • 12週以下の乳児で38℃以上の発熱	• **直ちに治療を開始** • 医師に知らせる • 多くの検査や手技が必要 • 頻回の診察が必要 • 持続モニター
レベル3：中リスク	**準緊急**
• 重度の痛み • 39.5℃以上の発熱 • 12週以上の小児で41.5℃以上の発熱 • 脱水の徴候 • 頸部痛または項部硬直 • 免疫抑制状態，60歳以上，または糖尿病を有する者で，38℃以上の発熱 • 深呼吸や咳での胸痛	• **できるだけ早く治療を開始** • 複数の検査や手技を要する可能性 • 状態の変化をモニター • バイタルサインに異常があれば，レベル2を考慮

重症度／アセスメント	看護対応
レベル4：低リスク	**迅速**
• 中等度の痛み • 喘息の診断には関係しない間欠的なwheeze（呼吸時の笛様の異音） • 慢性疾患の既往歴 • 3日以上続く，副鼻腔の痛み，咽頭痛，発熱の持続 • 72時間以上続く，緑色または茶色の喀痰	• 各施設の規定に基づき，待合室で再評価 • 症状緩和の手段を提供 • 簡単な検査や手技を要する可能性
レベル5：軽症	**経過観察**
• 耳痛 • 咽頭痛 • 鼻汁 • 間欠的な咳	• 各施設の規定に基づき，待合室で再評価 • 症状緩和の手段を提供 • 診察のみでよい可能性

関連プロトコール

発熱（p.4） ● 咽頭痛（p.16） ● 呼吸の異常（p.24）

Notes

腹　痛（小児の腹痛については p.134 参照）

（小児の腹痛については p.134 参照）

Key Questions

名前 ● 年齢 ● 発症時期 ● アレルギー ● 既往歴 ● 随伴症状 ● 疼痛スケール ● 疼痛部位および性状 ● バイタルサイン ● 使用薬

重症度／アセスメント	看護対応
レベル1：重症	**蘇生**
• 蒼白，発汗，混乱（または衰弱） • 無反応 • 無呼吸，または重度の呼吸困難 • 脈なし	• **緊急治療** • 多くの医療資源が必要 • スタッフをベッドサイドに配置 • 蘇生チームの召集
レベル2：高リスク	**緊急**
• 腹部貫通創 • 50歳以上で，足や背中へ放散し，急速増悪する新規発症の腹痛 • 大量吐血 • ふらつき • 突発性の重度の腹痛およびバイタルサインの異常 • 脱水の徴候と症状 • 50歳以上で，かつ収縮期血圧が100 mmHg以下 • 血便（痔や裂肛と関係のない） • 不正性器出血（1時間にレギュラーサイズの生理用ナプキンを3つ必要とする量） • 失神の既往 • 意識の変容	• **直ちに治療を開始** • 医師に知らせる • 診察まで飲食禁止 • 突出物がある場合は動かさない • 多くの検査や手技が必要 • 頻回の診察が必要 • 持続モニター

重症度／アセスメント	看護対応
レベル3：中リスク	**準緊急**
• 重度の痛み • 重篤な不正性器出血と妊娠の可能性 • 突然の発症 • 便秘かつ38.5℃以上の発熱 • 濃いコーヒー様の嘔吐 • 嘔吐と腹部膨満 • 妊娠 • 急速に増悪する腹痛 • 食欲不振，嘔気，嘔吐，または発熱を伴う右下腹部痛 • 植物，薬物，または化学物質の内服 • 65歳以上	• **できるだけ早く治療を開始** • 診察まで飲食禁止 • 状態の変化をモニター • 複数の検査や手技を要する可能性 • バイタルサインに異常があれば，レベル2を考慮
レベル4：低リスク	**迅速**
• 臭いタール便 • 最近の腹部手術歴または慢性痛の既往 • 嘔気および嘔吐 • 38.5℃以上の発熱 • 1時間以上の持続痛 • 疼痛または排尿困難 • 血尿 • 説明のつかない進行性の腹部腫脹	• 各施設の規定に基づき，待合室で再評価 • 診察まで飲食禁止 • 症状緩和の手段を提供 • 簡単な検査や手技を要する可能性
レベル5：軽症	**経過観察**
• 患者や親が心配しているものの，症状はない • 間欠痛 • 飲食過多 • 鼓腸 • 膀胱が張っていることを感じる	• 各施設の規定に基づき，待合室で再評価 • 症状緩和の手段を提供 • 診察のみでよい可能性

関連プロトコール

嘔吐(p.6) ● 下痢(p.36) ● 排尿障害(p.42) ● 不正性器出血(p.112) ● 月経不順(p.114) ● 妊婦の腹痛(p.118) ● 中毒・暴露・服用(p.170) ● 異物誤飲(p.176)

関連付表

E 腹痛の鑑別診断(p.196)

背部痛

Key Questions

名前 ● 年齢 ● 発症時期 ● アレルギー ● 既往歴 ● 重症度 ● バイタルサイン ● 使用薬

重症度／アセスメント	看護対応
レベル1：重症	**蘇生**
• 無呼吸，または重度の呼吸困難 • 無反応 • 脈なし • 蒼白，発汗，ふらつき（または衰弱） • 最近の外傷，および母趾を動かすことができない，または片側/両側の下腿麻痺	• **緊急治療** • スタッフをベッドサイドに配置 • 蘇生チームの召集 • 多くの医療資源が必要
レベル2：高リスク	**緊急**
• 意識の変容 • 60歳以上で，かつ新規発症の急速に進行する痛み • 下腿の感覚消失の新規発症 • 下肢の進行性の麻痺 • 膀胱直腸障害 • 背部または側方からの貫通創	• **直ちに治療を開始** • 医師に知らせる • 多くの検査や手技が必要 • 頻回の診察が必要 • 持続モニター • 貫通しているものを動かさない
レベル3：中リスク	**準緊急**
• 背部または腹部での重度の痛み • 下肢のしびれと痛みの新規発症 • 腹部または側腹部での重度の痛みを伴う血尿 • 背部または側腹部での鈍的外傷に伴う血尿 • 排尿時痛，かつ38℃以上の発熱または悪寒	• **できるだけ早く治療を開始** • 状態の変化をモニター • 複数の検査や手技を要する可能性 • バイタルサインに異常があれば，レベル2を考慮

重症度／アセスメント	看護対応
レベル3：中リスク（つづき）	**準緊急**
• 60歳以上で，かつ急速に増悪する痛みの新規発症 • 糖尿病，免疫抑制，または注射薬物の依存症の既往歴 • 8時間以上続く排尿困難 • 発熱と嘔気/嘔吐を伴う男性 • 椎間板損傷または背部手術歴	
レベル4：低リスク	**迅速**
• この1週間での外傷歴があり，かつ四肢の痛みの悪化，しびれ，麻痺，ちくちくする痛み，または力の入りにくさを有する • 歩行に制限が出る痛み • 65歳以上 • 活動に伴う痛み • 臀部または腰部に放散する痛み	• 各施設の規定に基づき，待合室で再評価 • 症状緩和の手段を提供 • 簡単な検査や手技を要する可能性
レベル5：軽症	**経過観察**
• 慢性腰痛 • 軽度の違和感 • 痛みのある部位での発疹	• 各施設の規定に基づき，待合室で再評価 • 症状緩和の手段を提供 • 診察のみでよい可能性

関連プロトコール

頸部痛（p.14） ● 排尿障害（p.42） ● 交通外傷（p.142）

Notes

下　痢（小児の下痢については p.136 参照）

Key Questions

名前 ● 年齢 ● 発症時期 ● アレルギー ● 既往歴 ● 症状の重症度 ● 疼痛スケール ● バイタルサイン ● 使用薬 ● 食事 ● 渡航歴 ● 家族の健康状態 ● 便秘薬 ● 慢性下痢 ● 腹部の手術歴 ● 最近の抗生物質治療歴 ● 飲水

重症度／アセスメント	看護対応
レベル1：**重症**	**蘇生**
• 無反応 • 無呼吸，または重度の呼吸困難	• **緊急治療** • 多くの医療資源が必要 • スタッフをベッドサイドへ配置 • 蘇生チームの召集
レベル2：**高リスク**	緊急
• 混乱，傾眠，見当識障害 • 意識の変容 • 重度の衰弱またはふらつき • 蒼白，発汗 • 大量の鮮血便	• **直ちに治療を開始** • 医師に知らせる • 多くの検査や手技が必要 • 頻回の診察が必要 • 持続モニター
レベル3：**中リスク**	準緊急
• 2時間以上続いている重度の腹痛 • 次の脱水の所見：尿量減少，眼周囲の陥凹，ゆるみ乾燥した肌，過度の口渇，口腔内の乾燥 • 起立時の立ちくらみ • 38.5℃以上の発熱で，かつ解熱手段に反応しない • 30〜60分毎の下痢が6時間以上 • 5日間以上の下痢 • 排便コントロールが困難 • 3日以上持続する嘔吐	• **できるだけ早く治療を開始** • 状態の変化をモニター • 複数の検査や手技を要する可能性 • 各施設の規定に基づき，便の検体を採取・保存 • バイタルサインに異常があれば，レベル2を考慮 • 経口にて水分摂取可能であれば，水分を少量ずつ頻回に与える

重症度／アセスメント	看護対応
レベル4：低リスク	**迅速**
• 黄色，緑色，または水様の便 • 中等度の腹痛 • 24時間で6回以上の下痢 • 微熱 • 嘔気	• 各施設の規定に基づき，待合室で再評価 • 症状緩和の手段を提供 • 簡単な検査や手技を要する可能性
レベル5：軽症	**経過観察**
• 24時間で6回未満の下痢 • 軟便	• 各施設の規定に基づき，待合室で再評価 • 症状緩和の手段を提供 • 診察のみでよい可能性あり

関連プロトコール

嘔吐（p.6）● 腹痛（p.32）● 中毒・暴露・服用（p.170）

Notes

衰　弱

Key Questions

名前 ● 年齢 ● 発症時期 ● アレルギー ● 使用薬 ● 既往歴 ● 重症度 ● バイタルサイン ● 酸素飽和度 ● 疼痛スケール（意識の変容→p.10，胸痛→p.18，呼吸の異常→p.24 を参照）

重症度／アセスメント	看護対応
レベル1：**重症**	**蘇生**
• 無呼吸，または重度の呼吸困難 • 無反応 • 蒼白，発汗，ふらつき（または衰弱） • 脈なし	• **緊急治療** • スタッフをベッドサイドに配置 • 蘇生チームの召集 • 多くの医療資源が必要
レベル2：**高リスク**	緊急
• 突然発症する，または持続する意識の変容 • 薬物またはアルコールの過量摂取 • 起立，歩行，または体重を支えることが不可能 • 重度の頭痛 • 胸痛 • 失神/発汗を伴う頻脈 • 突然発症する身体の片側の脱力 • 顔，腕，または下肢における脱力 • 視覚障害 • 発話と言語に関連する障害 • 不整脈 • 重度の腹痛 • 2時間以内に次の発症のどれか；腕または下肢の動きの消失，混乱，会話困難，しびれ，ちくちくする痛み，眼のかすみ • 手/足が冷たい，または青い • 頭痛，発熱，かつ項部硬直または頸部痛 • 起立時のバイタルサインの変化	• **直ちに治療を開始** • 医師に知らせる • 多くの検査や手技が必要 • 頻回の診察が必要 • 持続モニター • 指先での血糖値測定

重症度／アセスメント	看護対応
レベル3：中リスク	**準緊急**
• 最近の頭部損傷/外傷（頭部出血の除外） • 持続する高熱 • 重度の腹痛，かつ正常なバイタルサイン • 一時的な会話不明瞭または握力低下 • 患側の手足の疼痛，腫脹，熱感，または発赤 • 通常の活動に支障をきたすほど重度の痛み	• **できるだけ早く治療を開始** • 複数の検査や手技を要する可能性 • 状態の変化をモニター • バイタルサインに異常があれば，レベル2を考慮
レベル4：低リスク	**迅速**
• ダイエットの既往や利尿剤使用 • 緩徐に発症した四肢のしびれ，ちくちくする痛み，または焼けるような感覚 • 腕または下肢に放散する痛み • 発熱，咳，緑/黄/褐色痰，24時間以上の身体の痛み，かつ家庭での処置に反応なし • コレステロールを下げる薬剤摂取の既往 • 最近の頻回の転倒歴	• 症状緩和の手段を提供 • 各施設の規定に基づき，待合室で再評価 • 簡単な検査や手技を要する可能性
レベル5：軽症	**経過観察**
• 消耗 • 一時的な衰弱 • 薬剤に反応しない神経筋疾患の既往 • 運動，活動レベル，またはストレスの増加 • 筋肉痛の既往	• 症状緩和の手段を提供 • 各施設の規定に基づき，待合室で再評価 • 診察のみでよい可能性

関連プロトコール

頭痛（p.2） ● 発熱（p.4） ● 意識の変容（p.10） ● 胸痛（p.18） ● 呼吸の異常（p.24）

高血圧

Key Questions

名前 ● 年齢 ● 発症時期 ● アレルギー ● 既往歴 ● 使用薬 ● 重症度 ● 疼痛スケール ● 随伴症状 ● バイタルサイン ● 酸素飽和度 ● 最近の上昇

重症度／アセスメント	看護対応
レベル1：重症	**蘇生**
• 無呼吸，または重度の呼吸困難 • 無反応 • 脈なし • 蒼白，発汗，ふらつき（または衰弱）	• **緊急治療** • スタッフをベッドサイドに配置 • 蘇生チームの召集 • 多くの医療資源が必要
レベル2：高リスク	**緊急**
• 意識の変容 • 重度の衰弱 • 胸部または腹部大動脈解離の既往 • 手足に持続するしびれとちくちくする痛み • 喀血または血痰を伴った咳嗽 • 呼吸困難 • 持続する鼻出血 • 拡張期血圧 140 mmHg 以上 • 重度の頭痛，眼のかすみ，嘔気または嘔吐 • 胸部，頸部，肩，顎，または背部の痛み	• **直ちに治療を開始** • 医師に知らせる • 各施設の規定に基づき，酸素投与 • 各施設の規定に基づき，心電図を施行 • 各施設の規定に基づき，静脈ライン確保 • 多くの検査や手技が必要 • 頻回の診察が必要 • 持続モニター
レベル3：中リスク	**準緊急**
• 心疾患，糖尿病，うっ血性心不全，または血栓症の既往歴	• **できるだけ早く治療を開始** • 状態の変化をモニター • 多くの検査や手技を要する可能性 • バイタルサインに異常があれば，レベル2を考慮 • 各施設の規定に基づき，心電図を検討

重症度／アセスメント	看護対応
レベル4：低リスク	**迅速**
• 新しい降圧薬を開始した後のめまい • 高血圧に対しての治療を受け，かつ持続血圧 160/100 mmHg 以上 • 間欠的な鼻出血 • 心疾患，心臓発作，脳卒中，または糖尿病の強い家族歴	• 各施設の規定に基づき，待合室で再評価 • 症状緩和の手段を提供 • 簡単な検査や手技を要する可能性
レベル5：軽症	**経過観察**
• 持続血圧 140/90 mmHg 以上	• 各施設の規定に基づき，待合室で再評価 • 症状緩和の手段を提供 • 診察のみでよい可能性

関連プロトコール

胸痛（p.18）・呼吸の異常（p.24）

Notes

排尿障害

? Key Questions

名前 ● 年齢 ● 発症時期 ● アレルギー ● 使用薬 ● 既往歴 ● 重症度 ● 疼痛スケール ● バイタルサイン

重症度／アセスメント	看護対応
レベル1：重症	**蘇生**
• 重度の呼吸困難 • 蒼白，発汗，ふらつき（または衰弱） • 脈なし • 無反応	• **緊急治療** • スタッフをベッドサイドに配置 • 蘇生チームの召集 • 多くの医療資源が必要
レベル2：高リスク	**緊急**
• 意識の変容 • 39℃以上の発熱を伴う重度の腹痛 • 腎移植の既往，または重度の腹痛や側腹部痛を伴う血尿と側腹部外傷 • 重度の腹痛，かつ8時間以上の排尿不能（または8時間以上カテーテルバッグが空） • 外傷による尿道損傷，かつ圧迫止血で止血不可能	• **直ちに治療を開始** • 医師に知らせる • 多くの検査や手技が必要 • 頻回の診察が必要 • 持続モニター
レベル3：中リスク	**準緊急**
• 重度の痛み • 39℃以上の発熱 • 持続する側腹部/背部/腹部の痛み • 血尿，かつ側腹部の疝痛または抗凝固剤の使用 • 排尿時痛，背部または側腹部痛，かつ38℃以上の発熱 • 痛みまたは出血，かつ糖尿病または免疫抑制の既往	• **できるだけ早く治療を開始** • 複数の検査や手技を要する可能性 • 状態の変化をモニター • バイタルサインに異常があれば，レベル2を考慮 • 各施設の規定に基づき，尿サンプルを採取

重症度／アセスメント	看護対応
レベル3：中リスク(つづき)	**準緊急**
• 新たに発症した失禁 • 腎疾患または前立腺疾患の既往 • 最近の外傷(背部，腹部，生殖器領域) • 4～8時間以上排尿がない • 最近の泌尿器または腹部の手術，かつ排尿困難	
レベル4：低リスク	**迅速**
• 中等度の痛み • 38℃以上の発熱 • 嘔気/嘔吐 • 性器ヘルペスまたは性感染症 • 性行為後の排尿困難 • 頻尿，尿意促迫，または血尿 • 膀胱の緊満，かつ排尿不能が4時間未満	• 各施設の規定に基づき，待合室で再評価 • 症状緩和の手段を提供 • 簡単な検査や手技を要する可能性 • 各施設の規定に基づき，尿サンプルを採取
レベル5：軽症	**経過観察**
• 泡風呂，ナイロン下着，石鹸などに会陰部が暴露した後に焼けるような感覚 • 頻尿，または張った感覚 • 夜間頻尿	• 各施設の規定に基づき，待合室で再評価 • 症状緩和の手段を提供 • 診察のみでよい可能性

関連プロトコール

発熱(p.4) ● 腹痛(p.32) ● 背部痛(p.34) ● 小児の腹痛(p.134) ● 尿道カテーテルの異常(p.188)

Notes

糖尿病性障害

Key Questions

名前 ● 年齢 ● 発症時期 ● アレルギー ● 既往歴 ● 重症度 ● 疼痛スケール ● バイタルサイン ● 酸素飽和度 ● 血糖値 ● 使用薬

重症度／アセスメント	看護対応
レベル1：重症	**蘇生**
• 無呼吸，または重度の呼吸困難 • 血圧低下 • 無反応 • 蒼白，発汗，ふらつき（または衰弱） • けいれん	• **緊急治療** • 多くの医療資源が必要 • スタッフをベッドサイドへ配置 • 蘇生チームの召集
レベル2：高リスク	**緊急**
• 意識の変容 • 難治性嘔吐 • 血糖値60 mg/dL以下 • 低血糖を呈する乳児 • インスリンの過量摂取	• **直ちに治療を開始** • 医師に知らせる • 多くの検査や手技が必要 • 頻回の診察が必要 • 定期的なモニター • 血糖値の測定
レベル3：中リスク	**準緊急**
• 重度の痛み • 血糖値が400 mg/dL以上，または80 mg/dL以下 • 頻呼吸 • アセトン臭（やや酸っぱい匂い） • ふらつき • 多量の発汗 • 感染徴候（排液，発熱，発赤，膿）のある創傷 • 嘔吐が持続し，制吐薬で改善できない	• **できるだけ早く治療を開始** • 複数の検査や手技を要する可能性 • 状態の変化をモニター • バイタルサインに異常があれば，レベル2を考慮 • 血糖値の測定

重症度／アセスメント	看護対応
レベル4：低リスク	**迅速**
• 中等度の痛み • 創傷治癒の遅延 • 発熱，咳を伴う上気道炎 • 頭痛または嘔気があり，かつ食事摂取できない状態が長い	• 各施設の規定に基づき，待合室で再評価 • 症状緩和の手段を提供 • 簡単な検査や手技を要する可能性
レベル5：軽症	**経過観察**
• 処方の再要求 • 新しく発症した1型(インスリン依存型)糖尿病の患者でインスリン治療の自己管理のために教育が必要	• 各施設の規定に基づき，待合室で再評価 • 症状緩和の手段を提供 • 診察のみでよい可能性

関連プロトコール

発熱(p.4) ● 意識の変容(p.10) ● 創部感染(p.154)

Notes

第2部
精　神

不 安 (胸痛を伴うときは p.18 参照)

? Key Questions

名前 ● 年齢 ● 発症時期 ● アレルギー ● 既往歴 ● 使用薬 ● 重症度 ● 疼痛スケール ● バイタルサイン

重症度/アセスメント	看護対応
レベル1：重症 ・重度の呼吸困難 ・蒼白,発汗,ふらつき(または衰弱)	**蘇生** ・**緊急治療** ・多くの医療資源が必要 ・スタッフをベッドサイドに配置 ・蘇生チームの召集
レベル2：高リスク ・幻覚または妄想の新規発症 ・混乱 ・自殺行動 ・薬物過量摂取 ・意識の変容	**緊急** ・**直ちに治療を開始** ・医師に知らせる ・多くの検査や手技が必要 ・頻回の診察が必要 ・持続モニター
レベル3：中リスク ・動悸 ・精神機能障害 ・極度の不安 ・重度の痛み	**準緊急** ・**できるだけ早く治療を開始** ・各施設の規定に基づき，リエゾンに連絡 ・状態の変化をモニター ・複数の検査や手技を要する可能性 ・バイタルサインに異常があれば，レベル2を考慮

重症度／アセスメント	看護対応
レベル4：低リスク	**迅速**
• 過換気 • 大量の発汗 • 持続する胃のむかつき • 感情的または状況的なストレス • カフェイン摂取の増加	• 紙袋の提供，および必要に応じて呼吸の抑制を指導 • 各施設の規定に基づき，待合室で再評価 • 症状緩和の手段を提供 • 簡単な検査や手技を要する可能性
レベル5：軽症	**経過観察**
• 身体所見なし • 現在無症状であるが，不安症の既往歴あり	• 各施設の規定に基づき，待合室で再評価 • 症状緩和の手段を提供 • 診察のみでよい可能性

関連プロトコール

胸痛（p.18）● 呼吸の異常（p.24）

Notes

混　乱

Key Questions

名前 ● 年齢 ● 発症時期 ● アレルギー ● 既往歴 ● 重症度 ● 疼痛スケール ● バイタルサイン

重症度／アセスメント	看護対応
レベル1：重症	**蘇生**
• 無呼吸，または重度の呼吸困難 • 蒼白，発汗，ふらつき（または衰弱） • けいれん重積状態 • 血圧低下 • 無反応	• **緊急治療** • スタッフをベッドサイドへ配置 • 蘇生チームの召集 • 多くの医療資源が必要
レベル2：高リスク	**緊急**
• 意識消失を伴う，最近の頭部損傷または頭部外傷 • 薬物またはアルコールの過量摂取 • 化学剤への暴露，または麻薬の服用 • 見当識障害（名前，日付，場所を言えない） • 39℃以上の発熱 • 頭痛，発熱，項部硬直または頸部痛 • 突然の片麻痺 • 会話困難	• **直ちに治療を開始** • 医師に知らせる • 多くの検査や手技が必要 • 頻回の診察が必要 • 持続モニター
レベル3：中リスク	**準緊急**
• 精神疾患の既往 • 糖尿病，脳卒中，高血圧，または心疾患の既往 • 高齢者または免疫不全者での38℃以上の発熱 • 薬物またはアルコール乱用の既往	• **できるだけ早く治療を開始** • 状態の変化をモニター • 複数の検査や手技を要する可能性 • バイタルサインに異常があれば，レベル2を考慮

重症度／アセスメント	看護対応
レベル4：低リスク	**迅速**
• 混乱を起こすとされる薬剤の摂取 • 最近における新しい薬剤の使用歴 • 発作障害の既往 • 解熱後も持続する混乱 • 認知症や精神遅滞，てんかん，脳性麻痺などの既往があり，状態の変化がみられる • 微熱	• 各施設の規定に基づき，待合室で再評価 • 症状緩和の手段を提供 • 簡単な検査や手技を要する可能性
レベル5：軽症	**経過観察**
• 認知症や精神遅滞，てんかん，脳性麻痺などの既往があるが，状態の変化はない • 発熱なし	• 各施設の規定に基づき，待合室で再評価 • 症状緩和の手段を提供 • 診察のみでよい可能性

関連プロトコール

発熱（p.4）　意識の変容（p.10）

Notes

抑うつ

Key Questions

名前 ● 年齢 ● 発症時期 ● アレルギー ● 既往歴 ● 重症度 ● 疼痛スケール ● バイタルサイン ● 使用薬

重症度／アセスメント	看護対応
レベル1：重症	**蘇生**
• 重度の呼吸困難 • 血圧低下 • 蒼白，発汗，ふらつき（または衰弱）	• **緊急治療** • スタッフをベッドサイドへ配置 • 蘇生チームの召集 • 多くの医療資源が必要
レベル2：高リスク	**緊急**
• 意識の変容 • 自殺または他者への殺人の素振り • 過量摂取または自傷企図の可能性 • 精神障害	• **直ちに治療を開始** • 医師に知らせる • 多くの検査や手技が必要 • 頻回の診察が必要 • 持続モニター
レベル3：中リスク	**準緊急**
• 重度の痛み • 自殺や殺人に関しての計画および，それを実行する手段を持っている • うつ病での精神科入院歴 • 思春期の挑戦的で危険な行動歴 • 最近起こった次の出来事：出産，家族の死亡，外傷，感傷 • 行動の変化，泣き，禁断症状 • 不安が日常生活に支障をきたしている	• **できるだけ早く治療を開始** • 状態の変化をモニター • 複数の検査や手技を要する可能性 • バイタルサインに異常があれば，レベル2を考慮 • 自殺企図患者は待合室にいる間も目視維持 • 各施設の規定に基づき，リエゾンへ連絡

重症度／アセスメント	看護対応
レベル4：低リスク	**迅速**
• 中等度の痛み • 自殺に関する考えがあるが具体的な計画やそれを実行する手段を持ち合わせていない • 集中困難，睡眠障害，交友関係維持の困難 • 喜びを表すことができない • アルコール摂取 • 反応性うつ病 • 使用薬の種類や量の変更 • 薬物療法を受けていない	• 各施設の規定に基づき，待合室で再評価 • 症状緩和の手段を提供 • 簡単な検査や手技を要する可能性
レベル5：軽症	**経過観察**
• うつ病の既往があるが，現在その徴候や症状がない	• 各施設のプロトコールに基づき，待合室で再評価 • 症状緩和の手段を提供 • 診察のみでよい可能性

関連プロトコール

不安（p.48）

Notes

自殺行動

Key Questions

名前 ● 年齢 ● 発症時期 ● アレルギー ● 既往歴 ● 疼痛スケール ● バイタルサイン ● 酸素飽和度 ● 過去の自殺企図と手段

重症度／アセスメント	看護対応
●●● レベル1：重症	蘇生
• 無呼吸，または重度の呼吸困難 • 脈なし • 無反応 • 蒼白，冷汗，ふらつき（または衰弱）	• **緊急治療** • スタッフをベッドサイドに配置 • 蘇生チームの動員 • 多くの医療資源が必要
●●● レベル2：高リスク	緊急
• 意識の変容 • 傷口からの拍動性の出血 • 自分自身や他者への威嚇 • 薬物過量摂取または中毒 • 精神障害，かつ自分自身または他者への危害の可能性 • 頭部外傷 • 首吊りにより顔面チアノーゼ，強膜出血，舌腫脹，溢血点 • 自殺計画を実行する手段を持っている	• **直ちに治療を開始** • 医師に知らせる • 多くの検査や手技が必要 • 頻回の診察が必要 • 持続モニター • 止血のために圧迫包帯を利用 • 凶器または自殺を行う手段を排除し，すべての衣服をチェック
●●● レベル3：中リスク	準緊急
• 重度の痛み • 会話拒絶，禁断症状，または目を合わせない • 自殺企図の既往 • うつ病 • 陶酔 • 実行性を伴う自殺計画	• **できるだけ早く治療を開始** • 複数の検査や手技を要する可能性 • 患者を持続的に監視 • 状態の変化をモニター • バイタルサインに異常があれば，レベル2を考慮 • 各施設の規定に基づき，リエゾンまたはソーシャルワーカーに連絡

重症度／アセスメント	看護対応
レベル4：低リスク	**迅速**
• 中等度の痛み • 計画性を伴わない自殺思考 • 薬剤の中断	• 各施設の規定に基づき，待合室で再評価 • 症状緩和の手段を提供 • 簡単な検査や手技を要する可能性 • 待合室での患者監視 • 各施設の規定に基づき，リエゾンまたはソーシャルワーカーに連絡
レベル5：軽症	**経過観察**
• 薬剤でコントロールされたうつ病の既往	• 各施設の規定に基づき，待合室で再評価 • 症状緩和の手段を提供 • 診察のみでよい可能性

関連プロトコール

不安（p.48） 抑うつ（p.52） 中毒・暴露・服用（p.170）

Notes

第3部

特定部位

眼外傷・眼の異常

? Key Questions

名前 ● 年齢 ● 発症時期 ● 原因 ● アレルギー ● 眼鏡またはコンタクトレンズの使用 ● 視力 ● バイタルサイン ● 破傷風ワクチン歴 ● 使用薬

重症度/アセスメント	看護対応
レベル1：重症	**蘇生**
• 無呼吸，または重度の呼吸困難 • 脈なし • 無反応	• **緊急治療** • スタッフをベッドサイドへ配置 • 蘇生チームの召集 • 多くの医療資源が必要
レベル2：高リスク	**緊急**
• 意識の変容 • 裂創，穿通創 • 著しい視力喪失を伴う眼外傷 • 視野に閃光が見える • 虹彩中の血液(眼に着色部あり) • 損傷を受けた側の眼から透明でゼリー状の排液あり • 角膜熱傷(酸やアルカリへの暴露) • 痛みを伴わない片側の視力喪失	• **直ちに治療を開始** • 医師に知らせる • 多くの検査や手技が必要 • 頻回の診察が必要 • 持続モニター • 化学熱傷に対しては即時洗浄 • 各施設の規定に基づき，眼の麻酔を施行 • 眼外傷に合併した頸椎損傷を考慮
レベル3：中リスク	**準緊急**
• 重度の痛み • 眼熱傷(熱または光による) • 持続する眼のかすみまたは複視 • 眼の腫脹，痛み，涙 • 顔面/眼窩外傷に伴う眼の痛み • 眼周囲の斑状出血 • 眼球運動時に増強する痛み • 眼瞼裂傷 • 眼内異物 • 眼瞼腫脹，発赤，熱感，および38.5℃以上の発熱	• **できるだけ早く治療を開始** • 状態の変化をモニター • 多くの検査や手技を要する可能性 • 腫脹を和らげるため，患部を冷却圧迫する • 各施設の規定に基づき，眼の麻酔を施行 • バイタルサインに異常があれば，レベル2を考慮

重症度／アセスメント	看護対応
レベル4：低リスク	迅速
• 受傷後または異物除去後24時間不快感が持続 • 受傷後に次の感染徴候が出現：軽度の痛み，腫脹，発赤，滲出液，発熱 • 強膜の毛細血管の破綻 • 38.5℃未満の発熱，かつ眼瞼または涙管の発赤腫脹 • 持続するかゆみ，発赤，熱感，および排液 • 不適切なコンタクトレンズの使用歴(レンズを取り外しできない)	• 各施設の規定に基づき，待合室で再評価 • 症状緩和の手段を提供 • 簡単な検査や手技を要する可能性
レベル5：軽症	経過観察
• ドライアイ，かゆみ • 軽度の眼の痂皮(かさぶた) • 症状なし	• 各施設の規定に基づき，待合室で再評価 • 症状緩和の手段を提供 • 診察のみでよい可能性

Notes

耳の異常（耳異物については p.174 参照）

Key Questions

名前 ● 年齢 ● 発症時期 ● 既往歴 ● 体温 ● アレルギー ● 使用薬 ● 疼痛スケール ● バイタルサイン

重症度／アセスメント	看護対応
レベル1：重症	**蘇生**
• 重度の呼吸困難 • 蒼白，発汗，ふらつき（または衰弱）	• **緊急治療** • スタッフをベッドサイドへ配置 • 蘇生チームの召集 • 多くの医療資源が必要
レベル2：高リスク	**緊急**
• 混乱，昏睡，見当識障害 • 意識の変容 • 耳外傷，耳漏 • 頭部外傷に伴うバトルサイン（耳後部の血腫）	• **直ちに治療を開始** • 医師に知らせる • 多くの検査や手技が必要 • 頻回の診察が必要 • 持続モニター • 頭部外傷に伴う脳脊髄液の血性の有無をチェック
レベル3：中リスク	**準緊急**
• 重度の痛み • 痛み，腫脹，耳からの血性（または化膿性の排液） • 頭部強打に伴う患部の発赤，顔面神経麻痺 • 痛みを伴う突然の聴力低下 • 鎮痛薬の効かない痛み • 耳痛があり，糖尿病や免疫抑制の既往歴を持つ患者	• **できるだけ早く治療を開始** • 状態の変化をモニター • 複数の検査や手技を要する可能性 • バイタルサインに異常があれば，レベル2を考慮

重症度／アセスメント	看護対応
レベル4：低リスク	**迅速**
• 耳後部の骨部の圧痛 • 軽度腫脹，痛み，熱感，滲出液，微熱 • 薬剤では耳垢を除去できない • パリパリやポンというような耳のノイズや痛みを伴った聴力低下 • 軽度な，または間欠的な耳鳴 • 耳部感染に対する抗生物質を3日以上使用，かつ耳の痛みが持続	• 各施設の規定に基づき，待合室で再評価 • 症状緩和の手段を提供 • 簡単な検査や手技を要する可能性 • 鼓膜が破れている可能性がある場合は，外耳口に液体を入れてはいけない
レベル5：軽症	**経過観察**
• 日焼け • かゆみ • 寒冷刺激による痛み • 水泳や水の暴露による痛み	• 各施設の規定に基づき，待合室で再評価 • 症状緩和の手段を提供 • 診察のみでよい可能性

関連プロトコール

耳異物（p.174）

Notes

鼻出血

Key Questions

名前 ● 年齢 ● 発症時期 ● アレルギー ● 既往歴 ● 使用薬 ● 疼痛スケール ● バイタルサイン ● 酸素飽和度

重症度/アセスメント	看護対応
レベル1：重症	**蘇生**
• 無呼吸，または重度の呼吸困難 • 脈なし • 無反応 • 蒼白，発汗，ふらつき(または衰弱)	• **緊急治療** • スタッフをベッドサイドに配置 • 蘇生チームの召集 • 多くの医療資源が必要
レベル2：高リスク	**緊急**
• 意識の変容 • バイタルサインの異常 • 血餅を伴う，止血できない出血	• **直ちに治療を開始** • 医師に知らせる • 多くの検査や手技が必要 • 頻回の診察が必要 • 持続モニター • 各施設の規定に基づき，静脈ラインを確保 • 各施設の規定に基づき，血液検査，血液型検査，クロスマッチ検査を考慮する
レベル3：中リスク	**準緊急**
• 重度の出血 • 中等度から重度の出血(鼻前部) • 鼻外傷または顔面外傷に伴う出血 • 喀血 • 30分の直接圧迫でも止血できない出血 • 出血傾向または血液疾患(白血病，血小板減少症など)の既往，かつ間欠的な鼻出血	• **できるだけ早く治療を開始** • 複数の検査や手技を要する可能性 • 状態の変化をモニター • バイタルサインに異常があれば，レベル2を考慮 • 正常鼻孔での静かな鼻呼吸を指導 • 各施設の規定に基づき，出血コントロールのための鼻スプレーを施行

重症度／アセスメント	看護対応
レベル3：中リスク（つづき）	**準緊急（つづき）**
• 頭痛 • 正常なバイタルサインでのふらつき	• 10分ほど鼻を押さえる
レベル4：低リスク	**迅速**
• 間欠的鼻出血（過去48時間で3回以上） • 最近の鼻部手術 • コカインの頻回使用 • 中等度の痛み	• 各施設の規定に基づき，待合室で再評価 • 症状緩和の手段を提供 • 簡単な検査や手技を要する可能性
レベル5：軽症	**経過観察**
• 季節性アレルギー • 鼻スプレーの頻回使用 • 頻回の止血可能な鼻出血の既往	• 各施設の規定に基づき，待合室で再評価 • 症状緩和の手段を提供 • 診察のみでよい可能性

関連プロトコール

感冒症状（p.30） ● 異物吸入（p.178）

Notes

副鼻腔痛・うっ血

Key Questions

名前 ● 年齢 ● 発症時期 ● アレルギー ● 使用薬 ● 既往歴 ● 重症度 ● 疼痛スケール ● バイタルサイン ● 酸素飽和度

重症度／アセスメント	看護対応
レベル1：重症	**蘇生**
• 重度の呼吸困難 • 蒼白，発汗，ふらつき（または衰弱） • 無反応 • 脈なし	• **緊急治療** • スタッフをベッドサイドに配置 • 蘇生チームの召集 • 多くの医療資源が必要
レベル2：高リスク	**緊急**
• 意識の変容 • 項部硬直および発熱 • 陥没呼吸を伴う wheeze（呼吸時の笛様の異音） • バイタルサインの異常	• **直ちに治療を開始** • 医師に知らせる • 多くの検査や手技が必要 • 頻回の診察が必要 • 持続モニター • 各施設の規定に基づき，静脈ラインの確保 • 各施設の規定に基づき，採血
レベル3：中リスク	**準緊急**
• 重度の痛み • 重度の頭痛または耳痛 • 40℃以上の発熱，かつ解熱剤に反応しない • 軽度の wheeze • 顔面痛，膨張，発赤，熱感，または発熱 • 免疫不全患者 • 39℃以上の発熱，かつ湿性咳嗽または息切れ	• **できるだけ早く治療を開始** • 複数の検査や手技を要する可能性 • 状態の変化をモニター • バイタルサインに異常があれば，レベル2を考慮

重症度／アセスメント	看護対応
レベル4：低リスク	**迅速**
• 中等度の痛み • 咽頭炎，かつ持続する微熱 • 体動時に増悪する頭痛 • 38.5℃以上の発熱 • 緑色，褐色または黄色の鼻分泌物	• 各施設の規定に基づき，待合室で再評価 • 症状緩和の手段を提供 • 簡単な検査や手技を要する可能性
レベル5：軽症	**経過観察**
• 副鼻腔のうっ血 • アレルギー • 熱なし	• 各施設の規定に基づき，待合室で再評価 • 症状緩和の手段を提供 • 診察のみでよい可能性

関連プロトコール

発熱(p.4) ● 咽頭痛(p.16) ● 感冒症状(p.30)

Notes

口腔の異常

Key Questions

名前 ● 年齢 ● 発症時期 ● アレルギー ● 使用薬 ● 既往歴 ● 重症度 ● 疼痛スケール ● バイタルサイン ● 酸素飽和度

重症度／アセスメント	看護対応
レベル1：重症	**蘇生**
• 無呼吸，または重度の呼吸困難 • 脈なし • 無反応 • 後咽頭，または舌の突然の腫脹 • 気道を妨げる外傷 • 蒼白，発汗，ふらつき（または衰弱）	• **緊急治療** • スタッフをベッドサイドに配置 • 蘇生チームの召集 • 多くの医療資源が必要
レベル2：高リスク	**緊急**
• 意識の変容 • 口の開閉不能，顎関節のロック • 咽頭後壁の穿通創 • 止血できない出血 • 気道を妨げる可能性のある外傷 • 扁桃腺の重度の腫脹（唾液の飲み込みができない） • 流涎 • 舌切断	• **直ちに治療を開始** • 医師に知らせる • 多くの検査や手技が必要 • 頻回の診察が必要 • 持続モニター • 気道の確保
レベル3：中リスク	**準緊急**
• 市販薬やアイスパックで改善しない強い痛み • 大きく裂けた挫創 • 気道閉塞のない顔面腫脹 • 扁桃腺の重度の腫脹（唾液の飲み込みができる） • 会話困難 • 疼痛を伴う顔面の腫脹	• **できるだけ早く治療を開始** • 複数の検査や手技を要する可能性 • 状態の変化をモニター • 出血のコントロール • バイタルサインに異常があれば，レベル2を考慮

重症度／アセスメント	看護対応
レベル4：低リスク	**迅速**
• 中等度の痛み • 口腔内の腐敗した味覚または臭気 • 開放創，水疱，または白斑 • 発熱，または口腔内痛	• 症状緩和の手段を提供 • 各施設の規定に基づき，待合室で再評価 • 簡単な検査や手技を要する可能性
レベル5：軽症	**経過観察**
• う歯，かつ歯痛 • 歯茎の発赤または痛み • 疼痛を伴う舌の発疹	• 症状緩和の手段を提供 • 各施設の規定に基づき，待合室で再評価 • 診察のみでよい可能性

関連プロトコール

咽頭痛（p.16） 呼吸の異常（p.24） 歯痛・歯牙外傷（p.68）

Notes

歯痛・歯牙外傷

Key Questions

名前 ● 年齢 ● 発症時期 ● アレルギー ● 使用薬 ● 既往歴 ● 重症度 ● 疼痛スケール ● バイタルサイン

重症度／アセスメント	看護対応
レベル1：重症	**蘇生**
• 重度の呼吸困難 • 蒼白，発汗，ふらつき（または衰弱） • 無反応 • 脈なし	• **緊急治療** • 多くの医療資源が必要 • スタッフをベッドサイドに配置 • 蘇生チームの召集
レベル2：高リスク	**緊急**
• 意識の変容 • 気道損傷または頸部損傷の危険を伴う外傷性の歯損傷 • 下顎歯の激痛，および胸部，頸部，肩または腕における激痛 • 過去に心疾患に関連した同様の痛み • 抜けた歯 • 持続圧迫で止血できない出血	• **直ちに治療を開始** • 医師に知らせる • 多くの検査や手技が必要 • 頻回の診察が必要 • 持続モニター • 抜けた歯は可及的すみやかに歯槽に戻す
レベル3：中リスク	**準緊急**
• 重度の痛み • 顔面痛，腫脹，発赤，熱感，滲出液，または発熱 • 40℃以上の発熱，かつ解熱手段に反応しない • 心臓弁置換の既往 • 発熱，かつ頸部痛 • 口腔組織の重度の腫脹	• **できるだけ早く治療を開始** • 複数の検査や手技を要する可能性 • 状態の変化をモニター • バイタルサインに異常があれば，レベル2を考慮

重症度／アセスメント	看護対応
レベル4：低リスク	**迅速**
• 中等度の痛み • 痛みを伴う腫脹した歯肉 • 化膿性滲出液 • 口腔内の腐敗した味覚または臭気 • 痛みの有する部位に対する最近の歯科治療 • 欠けた歯，または折れた歯	• 各施設の規定に基づき，待合室で再評価 • 症状緩和の手段を提供 • 簡単な検査や手技を要する可能性
レベル5：軽症	**経過観察**
• 口腔内の傷 • ぐらついた歯，または腐敗した歯 • 熱，冷，圧刺激に過敏 • 歯が変色している	• 各施設の規定に基づき，待合室で再評価 • 症状緩和の手段を提供 • 診察のみでよい可能性

関連プロトコール

口腔の異常（p.66）

Notes

乳房の異常

Key Questions

名前 ● 年齢 ● 発症時期 ● アレルギー ● 既往歴 ● 重症度 ● 疼痛スケール ● バイタルサイン

重症度／アセスメント	看護対応
レベル1：重症	**蘇生**
• 無呼吸，または重度の呼吸困難 • 無反応 • 蒼白，発汗，ふらつき（または衰弱） • 低血圧	• **緊急治療** • 多くの医療資源が必要 • スタッフをベッドサイドに配置 • 蘇生チームの召集
レベル2：高リスク	**緊急**
• 意識の変容 • 呼吸困難，または胸痛	• **直ちに治療を開始** • 医師に知らせる • 多くの検査や手技が必要 • 頻回の診察が必要 • 持続モニター
レベル3：中リスク	**準緊急**
• 重度の痛み • 大きな裂傷	• **できるだけ早く治療を開始** • 複数の検査や手技を要する可能性 • 状態の変化をモニター • バイタルサインに異常があれば，レベル2を考慮

重症度／アセスメント	看護対応
レベル4：低リスク	**迅速**
• 中等度の痛み • 皮膚の潰瘍形成 • 血性分泌液 • 乳首から臭い匂いの分泌液 • 乳房の発赤，腫脹，熱感 • 乳房の外傷 • 次の感染徴候がみられる：滲出液，発熱，発赤，膿	• 各施設の規定に基づき，待合室で再評価 • 症状緩和の手段を提供 • 簡単な検査や手技を要する可能性
レベル5：軽症	**経過観察**
• 妊婦でない女性の乳首からの分泌液 • 月経周期と無関係の乳房内のしこり • 乳房のえくぼ徴候 • 男性乳房でのしこり • 刺すような感覚を取り除くことができない	• 各施設の規定に基づき，待合室で再評価 • 症状緩和の手段を提供 • 診察のみでよい可能性

関連プロトコール

裂創（p.146）● 創部感染（p.154）● ボディアート（ピアス・入墨）の合併症（p.184）

Notes

直腸の異常（直腸での異物の問題については p.180 参照）

Key Questions

名前 ● 年齢 ● 発症時期 ● アレルギー ● 使用薬 ● 既往歴 ● 重症度 ● 疼痛スケール ● バイタルサイン

重症度／アセスメント	看護対応
レベル1：重症	**蘇生**
• 無呼吸，または重度の呼吸困難 • 蒼白，発汗，ふらつき（または衰弱） • 無反応 • 脈なし	• **緊急治療** • スタッフをベッドサイドに配置 • 蘇生チームの召集 • 多くの医療資源が必要
レベル2：高リスク	**緊急**
• 意識の変容 • 直腸からの激しい出血が混入した便や血塊 • ナイフまたは鈍的物質による外傷性直腸損傷 • 黒色便または血便，かつふらつき • 頻回の黒色便/タール便	• **直ちに治療を開始** • 医師に知らせる • 多くの検査や手技が必要 • 頻回の診察が必要 • 持続モニター
レベル3：中リスク	**準緊急**
• 重度の直腸痛 • 性的暴行 • 残尿 • 痔核の既往なしでの中等度の直腸出血，または便秘に伴う出血 • 急性の腹痛，膨満，嘔気，嘔吐 • 直腸痛，かつ39℃以上の発熱 • 直腸内異物（p.180 参照） • 便秘と，茶/黄/緑色で苦みのある嘔吐 • 黒色便や血便，かつ抗凝固薬，ステロイド，NSAID，高用量アスピリンの使用	• **できるだけ早く治療を開始** • 複数の検査や手技を要する可能性 • 状態の変化をモニター • バイタルサインに異常があれば，レベル2を考慮

重症度／アセスメント	看護対応
レベル4：低リスク	**迅速**
• 中等度の直腸の疼痛やかゆみがあり，日常生活に支障をきたしている • 痔核の既往ありでの，少量の直腸出血または便秘に伴う出血 • 微熱，または感染徴候（拡大傾向の発赤，開放創，滲出液） • 性行為感染への暴露 • 肛門周囲の有痛性の水疱 • 最後の排便から5日以上経過 • 6～10日以上続く乳児の便秘 • 発熱，便秘，かつ最近の手術（外傷，出産，憩室炎）の既往	• 各施設の規定に基づき，待合室で再評価 • 症状緩和の手段を提供 • 簡単な検査や手技を要する可能性
レベル5：軽症	**経過観察**
• 便中に虫が見える • 直腸のかゆみ • 慢性便秘 • 腸蠕動に伴う間欠的な直腸痛	• 各施設の規定に基づき，待合室で再評価 • 症状緩和の手段を提供 • 診察のみでよい可能性

関連プロトコール

腹痛（p.32）・性的暴行（p.126）・小児の腹痛（p.134）・直腸・膣異物（p.180）

Notes

男性性器の異常

Key Questions

名前・年齢・発症時期・アレルギー・既往歴・重症度・疼痛スケール・バイタルサイン・使用薬

重症度／アセスメント	看護対応
レベル1：重症	**蘇生**
• 重度の呼吸困難 • 蒼白，発汗，ふらつき(または衰弱) • 低血圧 • 無反応	• **緊急治療** • スタッフをベッドサイドに配置 • 蘇生チームの召集 • 多くの医療資源が必要
レベル2：高リスク	**緊急**
• 意識の変容 • 激しい拍動性の出血を伴う外傷 • 20歳以下での突発性の片側睾丸痛 • 持続勃起症 • 陰茎異物	• **直ちに治療を開始** • 医師に知らせる • 多くの検査や手技が必要 • 頻回の診察が必要 • 持続モニター • 貫通物を抜かない
レベル3：中リスク	**準緊急**
• 尿道からの出血 • 重度の痛み • 発熱，かつ排尿時痛 • ファスナーに陰茎が挟まる • 重度の腫脹 • 尿閉	• **できるだけ早く治療を開始** • 状態の変化をモニター • 多くの検査や手技を要する可能性 • バイタルサインに異常があれば，レベル2を考慮

重症度／アセスメント	看護対応
レベル4：低リスク	**迅速**
• 発熱，疼痛を伴う性器からの分泌物 • 中等度の痛み • 陰茎の開放創 • 性行為感染の疑い • 陰茎からの異常分泌液 • 排尿時の灼熱感	• 各施設の規定に基づき，待合室で再評価 • 症状緩和の手段を提供 • 簡単な検査や手技を要する可能性
レベル5：軽症	**経過観察**
• 勃起不全 • 性行為中または性行為後の痛み • 性的興味の喪失	• 各施設の規定に基づき，待合室で再評価 • 症状緩和の手段を提供 • 診察のみでよい可能性

関連プロトコール

排尿障害（p.42）

Notes

第4部
関　節

肩関節痛

Key Questions

名前 ● 年齢 ● 発症時期 ● アレルギー ● 使用薬 ● 既往歴 ● 疼痛スケール ● バイタルサイン ● 酸素飽和度 ● 原因

重症度／アセスメント	看護対応
レベル1：**重症**	蘇生
• 無呼吸，または重度の呼吸困難 • 脈なし • 無反応 • 蒼白，発汗，ふらつき（または衰弱）	• **緊急治療** • スタッフをベッドサイドに配置 • 蘇生チームの動員 • 多くの医療資源が必要
レベル2：高リスク	緊急
• 意識の変容 • 胸，顎，首への放散する痛み • 突然の発症で，明らかな外傷がなく，かつ心危険因子が存在 • 呼吸困難 • 患側の腕の循環血流が減少 • 開放骨折	• **直ちに治療を開始** • 医師に知らせる • 多くの検査や手技が必要 • 頻回の診察が必要 • 持続モニター
レベル3：中リスク	準緊急
• 激しい痛み • 月経が2～4週遅れており，腹痛が存在 • 発熱および，関節の腫脹，発赤，圧痛 • 頭部より上に腕を挙上できない • 鈍的外傷 • 患側の腕の感覚低下	• **できるだけ早く治療を開始** • 複数の検査や手技を要する可能性 • 状態の変化をモニター • 毛細血管再充満時間をチェックする • 患側の四肢の循環，動き，感覚をモニター • バイタルサインに異常があれば，レベル2を考慮

重症度／アセスメント	看護対応
レベル4：低リスク	**迅速**
• 中等度の痛み • 可動域低下を伴う持続性の痛み • 最近の受傷で，冷却，温熱，安静にかかわらず3日間以上痛みが改善しない • 遠位関節の不快	• 各施設の規定に基づき，待合室で再評価 • 症状緩和の手段を提供 • 簡単な検査や手技を要する可能性
レベル5：軽症	**経過観察**
• 慢性的な痛み • 活動に伴い不快感が増強 • 進行する関節痛と硬直	• 各施設の規定に基づき，待合室で再評価 • 症状緩和の手段を提供 • 診察のみでよい可能性

関連プロトコール

胸痛（p.18）・交通外傷（p.142）・四肢外傷（p.152）

Notes

手関節痛・腫脹

Key Questions

名前 ● 年齢 ● 発症時期 ● アレルギー ● 使用薬 ● 既往歴 ● 重症度 ● 疼痛スケール ● バイタルサイン ● 受傷機転

重症度／アセスメント	看護対応
レベル1：重症	**蘇生**
• 重度の呼吸困難 • 蒼白，発汗，ふらつき（または衰弱） • 無反応	• **緊急治療** • スタッフをベッドサイドに配置 • 蘇生チームの召集 • 多くの医療資源が必要
レベル2：高リスク	**緊急**
• 意識の変容 • 拍動性出血 • 橈骨の脈がない • 手のチアノーゼ • 開放骨折 • 自殺行動	• **直ちに治療を開始** • 医師に知らせる • 多くの検査や手技が必要 • 頻回の診察が必要 • 持続モニター • 自殺患者への継続的な監視
レベル3：中リスク	**準緊急**
• 重度の痛み • 副子固定されていない角のある変形 • 正常の2倍に腫脹した手関節 • 発熱，滲出液，赤色線条	• **できるだけ早く治療を開始** • 複数の検査や手技を要する可能性 • 状態の変化をモニター • バイタルサインに異常があれば，レベル2を考慮
レベル4：低リスク	**迅速**
• 中等度の痛み • 副子固定された変形 • 高いリスクの受傷機転 • 可動性の低下 • こぶしをつくることが不可能	• 各施設の規定に基づき，待合室で再評価 • 症状緩和の手段を提供 • 簡単な検査や手技を要する可能性

重症度／アセスメント	看護対応
レベル5：軽症	経過観察
• 痛み，腫脹，または変色 • 慢性的な不快(過去の損傷) • 関節炎や腱炎の既往 • 反復する活動に伴い痛みが増悪	• 各施設の規定に基づき，待合室で再評価 • 症状緩和の手段を提供 • 診察のみでよい可能性

関連プロトコール

肩関節痛(p.78) ● 交通外傷(p.142) ● 四肢外傷(p.152)

Notes

臀部痛・腫脹

Key Questions

名前 ● 年齢 ● 発症時期 ● アレルギー ● 使用薬 ● 既往歴 ● 受傷機転 ● 症状の重症度 ● 疼痛スケール

重症度／アセスメント	看護対応
レベル1：重症	**蘇生**
• 無反応 • 脈なし • 無呼吸，または重度の呼吸困難	• **緊急治療** • 多くの医療資源が必要 • スタッフをベッドサイドに配置 • 蘇生チームの召集
レベル2：高リスク	**緊急**
• 意識の変容 • 患側での青いまたは灰色の足/足趾 • 外反（または内反）で，動き，感覚，または末梢循環が減少	• **直ちに治療を開始** • 医師に知らせる • 多くの検査や手技が必要 • 頻回の診察が必要 • 定期的なモニター
レベル3：中リスク	**準緊急**
• 受傷または転倒の既往 • 外反 • 不動または変形 • 重度の痛み • 短くなった下肢 • 外傷および出血傾向の既往 • 溢血斑	• **できるだけ早く治療を開始** • 多くの検査や手技を要する可能性 • 状態の変化をモニター • バイタルサインに異常があれば，レベル2を考慮
レベル4：低リスク	**迅速**
• 動きに伴う中等度の痛み	• 各施設の規定に基づき，待合室で再評価 • 症状緩和の手段を提供 • 簡単な検査や手技を要する可能性

重症度／アセスメント	看護対応
レベル5：軽症	経過観察
• 慢性的な臀部痛または関節痛 • 運動によって痛みが増悪 • 市販薬で改善した痛み	• 各施設の規定に基づき，待合室で再評価 • 症状緩和の手段を提供 • 診察のみでよい可能性

関連プロトコール

四肢外傷（p.152）

Notes

膝関節痛・腫脹

Key Questions

名前 ● 年齢 ● 発症時期 ● アレルギー ● 使用薬 ● 既往歴 ● 受傷機転 ● 重症度 ● 疼痛スケール ● バイタルサイン

重症度／アセスメント	看護対応
レベル1：**重症**	蘇生
• 無呼吸，または重度の呼吸困難 • 無反応 • 蒼白，発汗，ふらつき（または衰弱） • 脈なし	• **緊急治療** • 多くの医療資源が必要 • スタッフをベッドサイドに配置 • 蘇生チームの召集
レベル2：**高リスク**	緊急
• 意識の変容 • 患側の足/下腿のチアノーゼ • 胸痛 • 呼吸困難 • 蒼白，麻痺，または著明な下腿脱力	• **直ちに治療を開始** • 医師に知らせる • 多くの検査や手技が必要 • 頻回の診察が必要 • 持続モニター
レベル3：**中リスク**	準緊急
• 重度の痛み • 急性外傷の既往 • 明らかな変形 • 下腿のしびれ	• **できるだけ早く治療を開始** • 複数の検査や手技を要する可能性 • 状態の変化をモニター • 車いすに移乗させ，下肢を挙上する • 受傷部位にアイスパックをあてる • バイタルサインに異常があれば，レベル2を考慮
レベル4：低リスク	迅速
• 中等度の痛み • 体重を支えることが不可能 • 関節の発赤，腫脹，熱感 • 運動により増悪する痛みと腫脹	• 症状緩和の手段を提供 • 各施設の規定に基づき，待合室で再評価 • 簡単な検査や手技を要する可能性

重症度／アセスメント	看護対応
レベル5：軽症	**経過観察**
• 慢性的または間欠的な痛みや腫脹 • 膝折れ，または膝のロッキング	• 症状緩和の手段を提供 • 各施設の規定に基づき，待合室で再評価 • 診察のみでよい可能性

関連プロトコール

四肢外傷（p.152）

Notes

足関節痛・腫脹(非外傷性)

(外傷性の痛み・腫脹については p.152「四肢外傷」を参照)

Key Questions

名前 ● 年齢 ● 発症時期 ● アレルギー ● 既往歴 ● 重症度 ● 疼痛スケール ● バイタルサイン

重症度/アセスメント	看護対応
レベル1:重症	**蘇生**
• 足関節腫脹,かつ重度の呼吸困難	• **緊急治療** • スタッフをベッドサイドに配置 • 蘇生チームの召集 • 多くの医療資源が必要
レベル2:高リスク	**緊急**
• 胸痛 • 喀血 • 新規発症かつ歩行不可 • 患側の足の動脈触知不能 • 蒼白,冷感,または健常足と比較して青い • 重度の痛み • 意識の変容	• **直ちに治療を開始** • 医師に知らせる • 多くの検査や手技が必要 • 頻回の診察が必要 • 持続モニター
レベル3:中リスク	**準緊急**
• 足首,大腿またはふくらはぎの腫脹と痛み • 痛みまたは腫脹,かつ発熱 • 足首,ふくらはぎ,または大腿部の熱感または発赤 • 片側の下肢/足首の突然の腫脹および圧痛 • 健常足と比較して,感覚の麻痺がみられる • 歩行困難 • 妊娠,かつ突然の体重増加	• **できるだけ早く治療を開始** • 状態の変化をモニター • 複数の検査や手技を要する可能性 • バイタルサインに異常があれば,レベル2を考慮

重症度／アセスメント	看護対応
レベル4：低リスク	**迅速**
• 母趾の付け根または関節の痛み • 関節上の発赤と光沢	• 各施設の規定に基づき，待合室で再評価 • 症状緩和の手段を提供 • 簡単な検査や手技を要する可能性
レベル5：軽症	**経過観察**
• 妊娠，かつ段階的な体重増加	• 各施設の規定に基づき，待合室で再評価 • 症状緩和の手段を提供 • 診察のみでよい可能性あり

関連プロトコール

四肢外傷(p.152)

Notes

手指・足趾の異常

Key Questions

名前 ● 年齢 ● 発症時期 ● アレルギー ● 既往歴 ● 重症度 ● 疼痛スケール ● バイタルサイン ● 使用薬

重症度／アセスメント	看護対応
レベル1：重症	**蘇生**
• 無呼吸，または重度の呼吸困難 • 脈なし • 無反応	• **緊急治療** • スタッフをベッドサイドに配置 • 蘇生チームの召集 • 多くの医療資源が必要
レベル2：高リスク	**緊急**
• 意識の変容 • 開放骨折 • 切断 • 手指や足趾の冷感，蒼白，斑状点，しびれ	• **直ちに治療を開始** • 医師に知らせる • 多くの検査や手技が必要 • 頻回の診察が必要 • 持続モニター
レベル3：中リスク	**準緊急**
• 重度の痛み • 毛細血管再充満時間の延長 • 循環不全を伴う明らかな指の変形 • 挫滅損傷 • 圧迫で止血できない出血 • 穿通創が関節内に達する • 指輪を外すことができず，指が蒼白になっている • 発熱，排液，熱感，赤色線条 • 爪床の露出，損傷	• **できるだけ早く治療を開始** • 複数の検査や手技を要する可能性 • 状態の変化をモニター • 毛細血管再充満時間の測定 • 患肢の循環，運動，感覚のモニター • バイタルサインに異常があれば，レベル2を考慮

重症度／アセスメント	看護対応
レベル4：低リスク	**迅速**
• 中等度の痛み • 腫脹 • 関節可動域の低下 • 指の打撲 • 爪下血腫 • 第2中足指節関節の疼痛や腫脹 • 感覚鈍麻または感覚過敏	• 各施設の規定に基づき，待合室で再評価 • 症状緩和の手段を提供 • 簡単な検査や手技を要する可能性
レベル5：軽症	**経過観察**
• 損傷はないが，痛みまたは腫脹あり • 爪下の微小出血 • 指の痛みがあり，関節炎の既往または古傷あり	• 各施設の規定に基づき，待合室で再評価 • 症状緩和の手段を提供 • 診察のみでよい可能性

関連プロトコール

四肢外傷（p.152）

Notes

第5部
皮　膚

じんま疹

Key Questions

名前 ● 年齢 ● 発症時期 ● アレルギー ● 既往歴 ● 症状の重症度 ● 疼痛スケール ● 疑われる原因 ● 使用薬 ● バイタルサイン ● 飲食物/内服薬の最近の変更

重症度／アセスメント	看護対応
レベル1：重症	**蘇生**
• 重度の呼吸困難 • 無反応 • 蒼白，発汗，ふらつき(または衰弱) • 発語困難 • 舌または咽頭の重度の腫脹	• **緊急治療** • スタッフをベッドサイド配置 • 蘇生チームの召集 • 多くの医療資源が必要
レベル2：高リスク	**緊急**
• 意識の変容 • アドレナリンの投与を必要としたアナフィラキシーの既往 • 体全体に広がるじんま疹 • 単語単位での会話のみ可能 • 急速に進行するじんま疹 • 流涎 • 嚥下困難 • 呼吸困難 • wheeze(呼吸時の笛様の異音) • 胸部圧迫感 • 舌または咽頭の腫脹	• **直ちに治療を開始** • 医師に知らせる • 多くの検査や手技が必要 • 頻回の診察が必要 • 持続モニター
レベル3：中リスク	**準緊急**
• 嘔気/嘔吐 • 腹痛/下痢 • 重度の痛みまたは苦痛 • ふらつき • 顔面または口唇の腫脹 • 長文での会話が困難 • 判明しているアレルゲンと接触	• **できるだけ早く治療を開始** • 状態の変化をモニター • 各施設の規定に基づき，待合室で呼吸治療を要する可能性 • 複数の検査や手技を要する可能性 • バイタルサインに異常があれば，レベル2を考慮

重症度／アセスメント	看護対応
レベル4：低リスク	**迅速**
• 四肢の腫脹 • 下痢 • 長文での会話可能 • 抗ヒスタミン薬投与で反応するじんま疹 • 感情刺激の新たな発現 • 中等度の不快感	• 各施設の規定に基づき，待合室で再評価 • 症状緩和の手段を提供 • 簡単な検査や手技を要する可能性
レベル5：軽症	**経過観察**
• ウイルス疾患の既往 • 寛解したじんま疹	• 各施設の規定に基づき，待合室で再評価 • 症状緩和の手段を提供 • 診察のみでよい可能性

関連プロトコール

呼吸の異常（p.24）● 発疹（p.94）● ハチ刺され（p.158）● アレルギー反応（p.168）

Notes

発　疹

Key Questions

名前 ● 年齢 ● 発症時期 ● アレルギー ● 使用薬 ● 既往歴 ● 疼痛スケール ● バイタルサイン ● 酸素飽和度 ● 乳児の場合はオムツの湿り具合

重症度／アセスメント	看護対応
レベル1：**重症**	蘇生
• 重度の呼吸困難 • 無反応 • 蒼白，発汗，ふらつき（または衰弱） • アナフィラキシー • 脈なし	• **緊急治療** • スタッフをベッドサイドに配置 • 蘇生チームの召集 • 多くの医療資源が必要
レベル2：**高リスク**	緊急
• 意識の変容 • 発熱，かつ点状出血（非枝状）または紫斑（非枝状） • 発熱，かつ重度の限局した疼痛 • 発赤して皮がむけた皮膚 • 項部硬直，重度の頭痛 • 突然発症のじんま疹，かつ呼吸困難 • 小児で以下に示す所見あり：普段ない活気のなさ，水分をとらない，速くて乱れた呼吸 • 脱水所見：眼周囲や大泉門のくぼみ，オムツが湿らない • 流涎	• **直ちに治療を開始** • 医師に知らせる • 多くの検査や手技が必要 • 頻回の診察が必要 • 持続モニター
レベル3：**中リスク**	準緊急
• 重度の痛み • 眼瞼の発赤，腫脹 • 顔面腫脹 • 発熱，紅斑，タンポンの使用，最近の手術歴 • 重度のかゆみ，過敏，かつ皮膚の開放	• **できるだけ早く治療を開始** • 各施設の規定に基づき，再評価 • 複数の検査や手技を要する可能性 • 状態の変化をモニター • バイタルサインに異常があれば，レベル2を考慮

重症度／アセスメント	看護対応
レベル4：低リスク	**迅速**
• 中等度の痛み • 次の感染徴候がみられる；発赤，腫脹，疼痛，赤色線条，創部からの滲出液 • 発熱，咽頭痛，または感冒症状 • 関節痛または腫脹 • ウルシやツタウルシなどの植物毒への暴露 • 限局した範囲での，痛みを伴う水疱 • 限局しない水疱形成 • 新生児の皮膚の水疱 • 発熱はないが，分枝した点状出血や紫斑がある • 口腔内の多数の皮疹 • オムツ部分での発疹，水疱，丘疹，痂皮	• 各施設の規定に基づき，待合室で再評価 • 症状緩和の手段を提供 • 簡単な検査や手技を要する可能性
レベル5：軽症	**経過観察**
• 皮膚炎 • ヘルペスの流行 • 無症状の皮疹が48時間以上 • 最近の水痘や麻疹の暴露 • オムツにあたる部分や鼠径部の発赤，皮疹 • 原因不明の広範囲にわたる皮疹	• 各施設の規定に基づき，待合室で再評価 • 症状緩和の手段を提供 • 診察のみでよい可能性 • 伝染性疾患への暴露や症状があれば，他の患者と隔離する

関連プロトコール

虫刺され・ダニ咬傷(p.156) ● ヘビ咬傷(p.160) ● 海洋生物咬傷(p.162) ● 動物・ヒト咬傷(p.164) ● アレルギー反応(p.168) ● 中毒・暴露・服用(p.170)

5 皮膚

発疹のないかゆみ

Key Questions

名前 ● 年齢 ● 発症時期 ● アレルギー ● 使用薬 ● 既往歴 ● 症状の重症度 ● 疼痛スケール ● バイタルサイン

重症度／アセスメント	看護対応
レベル1：重症	**蘇生**
• 重度の呼吸困難 • 血圧低下 • 無反応	• **緊急治療** • 多くの医療資源が必要 • スタッフをベッドサイドに配置 • 蘇生チームの召集
レベル2：高リスク	**緊急**
• 意識の変容	• **直ちに治療を開始** • 医師に知らせる • 多くの検査や手技が必要 • 頻回の診察が必要 • 定期的なモニター
レベル3：中リスク	**準緊急**
• 新しい薬剤を摂取した後のかゆみ • 重度の痛み • 判明しているアレルゲンに暴露した後から始まったかゆみ • 最近の薬物の中止	• **できるだけ早く治療を開始** • 複数の検査や手技を要する可能性 • 状態の変化をモニター • バイタルサインに異常があれば，レベル2を考慮
レベル4：低リスク	**迅速**
• 皮膚の黄疸 • 持続するかゆみ • 引っかき傷 • 膣のかゆみ	• 各施設の規定に基づき，待合室で再評価 • 症状緩和の手段を提供 • 簡単な検査や手技を要する可能性

重症度／アセスメント	看護対応
レベル5：軽症	経過観察
• 全身のかゆみ • 陰部のかゆみ • ダニ，毛じらみ，しらみ • 皮膚科に通院中 • ウルシまたはツタウルシへの暴露 • 肛門部のかゆみ	• 各施設の規定に基づき，待合室で再評価 • 症状緩和の手段を提供 • 診察のみでよい可能性

関連プロトコール

直腸の異常（p.72）

Notes

黄　疸

Key Questions

名前 ● 年齢 ● 発症時期 ● アレルギー ● 既往歴 ● 使用薬 ● 疼痛スケール ● バイタルサイン

重症度／アセスメント	看護対応
レベル 1：重症	**蘇生**
• 重度の呼吸困難 • 蒼白，発汗，ふらつき（または衰弱） • 無反応	• **緊急治療** • 多くの医療資源が必要 • スタッフをベッドサイドに配置 • 蘇生チームの召集
レベル 2：高リスク	**緊急**
• 意識の変容	• **直ちに治療を開始** • 医師に知らせる • 多くの検査や手技が必要 • 頻回の診察が必要 • 持続モニター
レベル 3：中リスク	**準緊急**
• 栄養不良および体重減少 • 脱水徴候 • 発熱 • 免疫不全，糖尿病，または妊娠 • 重度の痛み	• **できるだけ早く治療を開始** • 状態の変化をモニター • 複数の検査や手技を要する可能性 • バイタルサインに異常があれば，レベル 2 を考慮

重症度／アセスメント	看護対応
レベル 4：低リスク	**迅速**
• 血液感染性の病原菌への暴露がある，または疑われる • 褐色尿 • 灰白色便 • 嘔吐 • 腹痛 • 食欲低下 • 10 歳未満，または 70 歳以上 • 新規発症であるが，他の症状を伴わない	• 各施設の規定に基づき，待合室で再評価 • 症状緩和の手段を提供 • 簡単な検査や手技を要する可能性
レベル 5：軽症	**経過観察**
• 黄疸の既往歴があり，その他の症状はみられない	• 各施設の規定に基づき，待合室で再評価 • 症状緩和の手段を提供 • 診察のみでよい可能性

関連プロトコール

発熱（p.4）● 腹痛（p.32）● 発疹のないかゆみ（p.96）

Notes

日焼け

Key Questions

名前 ● 年齢 ● 発症時期 ● アレルギー ● 使用薬 ● 既往歴 ● 重症度 ● 疼痛スケール ● バイタルサイン ● 破傷風予防接種歴

重症度／アセスメント	看護対応
レベル1：重症	**蘇生**
• 重度の呼吸困難 • 無反応 • 蒼白，発汗，ふらつき（または衰弱） • 低血圧，頻脈	• **緊急治療** • 多くの医療資源が必要 • スタッフをベッドサイドに配置 • 蘇生チームの召集
レベル2：高リスク	**緊急**
• 意識の変容 • 40.5℃以上の発熱，かつクーリングに反応しない • 乾燥，熱い皮膚，かつふらつき • 発汗，冷たい皮膚，かつふらつき	• **直ちに治療を開始** • 医師に知らせる • 多くの検査や手技が必要 • 頻回のコンサルトが必要 • 持続モニター • クーリングを行う • 各施設の規定に基づき，静脈ラインの確保
レベル3：中リスク	**準緊急**
• 重度の痛み • 視覚変化，または強い眼痛 • 脱水徴候 • 嘔吐 • 四肢，指，生殖器周囲の全周性のやけど • 広範囲に及ぶ水疱形成した皮膚	• **できるだけ早く治療を開始** • 複数の検査や手技を要する可能性 • 状態の変化をモニター • バイタルサインに異常があれば，レベル2を考慮

重症度／アセスメント	看護対応
レベル4：低リスク	**迅速**
• 中等度の痛み • 小範囲の水疱形成 • 破れた水疱 • 水疱部分から広がる赤色線条 • 破傷風予防接種が10年以上前	• 各施設の規定に基づき，待合室で再評価 • 症状緩和の手段を提供 • 簡単な検査や手技を要する可能性
レベル5：軽症	**経過観察**
• 軽度の日焼け • 市販の鎮痛薬で改善する日焼け	• 各施設の規定に基づき，待合室で再評価 • 診察のみでよい可能性あり • 症状緩和の手段を提供

関連プロトコール

ふらつき・失神（p.12）● 熱傷（p.102）● 熱中症（p.104）

Notes

熱　傷

Key Questions

名前 ● 年齢 ● 発症時期 ● アレルギー ● 使用薬 ● 既往歴 ● 受傷機転 ● 重症度 ● 疼痛スケール ● バイタルサイン ● 破傷風予防接種歴 ● 熱傷の大きさと場所

重症度／アセスメント	看護対応
レベル1：重症	**蘇生**
• 無呼吸，または重度の呼吸困難 • 脈なし • 無反応 • 蒼白，発汗，ふらつき（または衰弱）	• **緊急治療** • スタッフをベッドサイドに配置 • 蘇生チームの召集 • 多くの医療資源が必要
レベル2：高リスク	**緊急**
• 意識の変容 • 広範囲にわたる蒼白で無痛性の熱傷 • 広範囲にわたる発赤と水疱形成のある熱傷で強い痛みあり • 呼吸困難 • 胸痛，または頻脈性不整脈 • 電気または放射線による熱傷 • 顔の毛の焼失を伴った煙吸入 • 頸上肢の全周性熱傷（かつ脈が触れにくい）	• **直ちに治療を開始** • 医師に知らせる • 多くの検査や手技が必要 • 頻回の診察が必要 • 持続モニター
レベル3：中リスク	**準緊急**
• 重度の痛み • 熱傷の範囲が狭い • 水疱を形成した熱傷，または白色で無痛性の熱傷の面積が片手サイズ以上 • 関節部の熱傷 • 顔や首の水疱形成 • 熱傷幅2.5cm以上で，かつ顔，眼，耳，首，手，足，外陰部に及ぶ	• **できるだけ早く治療を開始** • 各施設の規定に基づき，待合室で再評価 • 複数の検査や手技を要する可能性 • 状態の変化をモニター • バイタルサインに異常があれば，レベル2を考慮

重症度／アセスメント	看護対応
レベル4：低リスク	**迅速**
• 慢性疾患の既往 • 中等度の痛み • 感染の徴候 • 破傷風予防接種が10年以上前	• 各施設の規定に基づき，待合室で再評価 • 症状緩和の手段を提供 • 簡単な検査や手技を要する可能性
レベル5：軽症	**経過観察**
• 軽度の痛み • 多くの破れた水疱	• 各施設の規定に基づき，待合室で再評価 • 症状緩和の手段を提供 • 診察のみでよい可能性

関連プロトコール

呼吸の異常（p.24）・裂創（p.146）・創部感染（p.154）・中毒・暴露・服用（p.170）

Notes

熱中症

Key Questions

名前 ● 年齢 ● 発症時期 ● 体温 ● 心疾患の既往 ● 高血圧 ● 糖尿病 ● バイタルサイン ● 酸素飽和度 ● 使用薬 ● 既往歴

重症度／アセスメント	看護対応
レベル1：**重症**	蘇生
• 無呼吸，または重度の呼吸困難 • 脈なし • 無反応	• **緊急治療** • スタッフをベッドサイドに配置 • 蘇生チームの召集 • 多くの医療資源が必要
レベル2：**高リスク**	緊急
• 混乱，傾眠，見当識障害 • 意識の変容 • 頻拍を伴った大量の発汗（熱疲労） • 心血管の虚脱/ショックの徴候（低い血圧，心拍や呼吸回数の増加） • 汗をかいていない皮膚の熱感と乾いた所見（熱射病） • けいれん	• **直ちに治療を開始** • 医師に知らせる • 多くの検査や手技が必要 • 頻回の診察が必要 • 持続モニター
レベル3：**中リスク**	準緊急
• 重度の痛み • こむらがえり，または協調運動の障害 • 嘔吐 • 濃い黄色またはオレンジの尿 • めまい，失神，ふらつき • 10歳未満，または70歳以上	• **できるだけ早く治療を開始** • 状態の変化をモニター • 複数の検査や手技を要する可能性 • 意識が清明なら，冷たい飲み物を与える • 体温を下げるためにアセトアミノフェンまたはアスピリンを投与してはいけない • 涼しい日陰に移動 • バイタルサインに異常があれば，レベル2を考慮

重症度／アセスメント	看護対応
レベル4：低リスク	**迅速**
• 頭痛 • 嘔気 • 顔面紅潮	• 各施設の規定に基づき，待合室で再評価 • 症状緩和の手段を提供 • 簡単な検査や手技を要する可能性
レベル5：軽症	**経過観察**
• 水分の経口摂取にて症状改善 • 症状なし	• 各施設の規定に基づき，待合室で再評価 • 症状緩和の手段を提供 • 診察のみでよい可能性

Notes

寒冷暴露・低体温・凍傷

Key Questions

名前 ● 年齢 ● 発症時期 ● 暴露時間 ● 体温 ● バイタルサイン ● 疼痛スケール ● 使用薬 ● 破傷風予防接種歴

重症度／アセスメント	看護対応
レベル1：重症 • 無呼吸，または重度の呼吸困難 • 脈なし • 無反応	**蘇生** • **緊急治療** • スタッフをベッドサイドへ配置 • 蘇生チームの召集 • 多くの医療資源が必要
レベル2：高リスク • 無気力な意識の変容 • 意識レベルの低下 • 筋硬直 • 皮膚の硬化，冷感，白色化，青色化，黄色化，または蝋化（3度凍傷） • 指，爪床の紫色化 • 体温を上げることができない • 協調性低下またはふらつき • 乳児，高齢者，身体障害者，または免疫不全者	**緊急** • **直ちに治療を開始** • 医師に知らせる • 多くの検査や手技が必要 • 頻回の診察が必要 • 持続モニター • できるだけ早く復温
レベル3：中リスク • 重度の痛み • 水泡または皮膚剥離（2度凍傷） • 温めた後も持続する悪寒	**準緊急** • **できるだけ早く治療を開始** • 状態の変化をモニター • 複数の検査や手技を要する可能性 • バイタルサインに異常があれば，レベル2を考慮

重症度／アセスメント	看護対応
レベル4：低リスク	**迅速**
• 感染徴候（発赤，腫脹，痛み，赤色線条，熱感） • 冷感，軽度の悪寒 • 24～36時間で水疱形成を伴う発赤を認める軟らかい皮膚	• 各施設の規定に基づき，待合室で再評価 • 症状緩和の手段を提供 • 簡単な検査や手技を要する可能性
レベル5：軽症	**経過観察**
• 水疱を伴わない冷感 • 話すことができ，温かい飲み物を飲むことができる • 症状なし	• 各施設の規定に基づき，待合室で再評価 • 症状緩和の手段を提供 • 診察のみでよい可能性

Notes

電撃傷・雷撃症

Key Questions

名前 ● 年齢 ● 発症時期 ● 原因 ● バイタルサイン ● 疼痛スケール ● 創傷の入口部と出口部 ● 酸素飽和度

重症度／アセスメント	看護対応
●●● レベル1：**重症**	**蘇生**
• 無呼吸，または重度の呼吸困難 • 脈なし • 無反応 • 蒼白，発汗，ふらつき（または衰弱） • 低血圧	• **緊急治療** • スタッフをベッドサイドに配置 • 蘇生チームの召集 • 多くの医療資源が必要
●●● レベル2：**高リスク**	**緊急**
• 混乱，傾眠，見当識障害 • 重度の痛み • 意識の変容 • 衰弱，胸痛，不整脈，動悸 • 熱傷痕の形跡（創傷の入口部，出口部） • けいれん • 月齢18ヵ月未満 • 事故時の意識消失 • 蒼白，発汗 • 92％以下の酸素飽和度	• **直ちに治療を開始** • 医師に知らせる • 多くの検査や手技が必要 • 頻回の診察が必要 • 持続モニター • 外見上熱傷の痕がなくても，臓器損傷を検索する • 頻回での四肢血管のチェックの実施 • できる限り早く，12誘導心電図を実施 • 創傷の入口部と出口部の観察 • 患者に熱傷がある，またはモニター異常があれば，輸液を開始する

重症度／アセスメント	看護対応
レベル3：中リスク	**準緊急**
• 心疾患の既往 • 220 W以上の電流への暴露 • 顔面熱傷 • 血尿/混濁尿 • 筋肉痛 • 頭痛 • 疲労	• **できるだけ早く治療を開始** • 状態の変化をモニター • 外見上熱傷の痕がなくても，臓器損傷を検索する • 頻回での四肢血管のチェックの実施 • 複数の検査や手技を要する可能性 • できる限り早く，12誘導心電図を実施 • 熱傷に対して乾ガーゼ処置を行う • バイタルサインに異常があれば，レベル2を考慮
レベル4：低リスク	**迅速**
• 患者や親が心配しているものの，症状はない	• 各施設の規定に基づき，待合室で再評価 • 症状緩和の手段を提供 • 簡単な検査や手技を要する可能性
レベル5：軽症	**経過観察**
	• 各施設の規定に基づき，待合室で再評価 • 症状緩和の手段を提供 • 診察のみでよい可能性

関連プロトコール

胸痛（p.18）● 四肢外傷（p.152）

第6部
女　性

不正性器出血

Key Questions

名前・年齢・発症時期・アレルギー・使用薬・既往歴・重症度・疼痛スケール・バイタルサイン・避妊手段・最終月経時期・妊娠回数

重症度／アセスメント	看護対応
レベル1：重症	**蘇生**
• 重度の呼吸困難 • 蒼白，発汗，ふらつき（または衰弱） • 脈なし • 無反応	• **緊急治療** • スタッフをベッドサイドに配置 • 蘇生チームの召集 • 多くの医療資源が必要
レベル2：高リスク	**緊急**
• 意識の変容 • 性的暴行，かつ大量の出血または物による外傷 • 生理用ナプキンを1時間に3枚以上使用するような大量の出血 • 行きずりの妊娠 • 発汗 • 血液疾患の既往 • 妊娠20週以上 • 低血圧 • 不正性器出血，腹痛または肩痛，最終月経から2～4週経過，かつ妊娠の可能性 • 異物が残存	• **直ちに治療を開始** • 医師に知らせる • 多くの検査や手技が必要 • 頻回の診察が必要 • 持続モニター

重症度／アセスメント	看護対応
レベル3：中リスク	準緊急
• 重度の痛み • 嘔気，嘔吐，またはふらつき • 口渇の増悪または脱水徴候 • 動きに伴う腹痛の増悪 • 起立時のバイタルサインの変化 • 発熱や痛みや出血を伴った，最近の妊娠中絶または流産	• **できるだけ早く治療を開始** • 複数の検査や手技を要する可能性 • 状態の変化をモニター • バイタルサインに異常があれば，レベル2を考慮 • 起立時のバイタルサインを測定
レベル4：低リスク	迅速
• 中等度の痛み • 子宮が収縮するような痛み • 正常周期時より出血が多い • 活動に伴う出血の増強，またはピルによる変化 • 10日以上続く出血	• 各施設の規定に基づき，待合室で再評価 • 症状緩和の手段を提供 • 簡単な検査や手技を要する可能性
レベル5：軽症	経過観察
• 性行為後の血液斑 • 最近の経口避妊薬の内服開始 • 正常月経 • 更年期，または妊娠を思わせる患者	• 各施設の規定に基づき，待合室で再評価 • 症状緩和の手段を提供 • 診察のみでよい可能性

関連プロトコール

妊婦の帯下（p.124）● 直腸・膣異物（p.180）

Notes

月経不順

Key Questions

名前 ● 年齢 ● 発症時期 ● アレルギー ● 使用薬 ● 既往歴 ● 重症度 ● 疼痛スケール ● バイタルサイン ● 1時間当たりに必要としたパッドやタンポンの数 ● 避妊 ● 妊娠の可能性

重症度／アセスメント	看護対応
レベル1：重症	**蘇生**
• 無呼吸，または重度の呼吸困難 • 無反応 • 蒼白，発汗，ふらつき（または衰弱） • 脈なし	• **緊急治療** • スタッフをベッドサイドに配置 • 蘇生チームの召集 • 多くの医療資源が必要
レベル2：高リスク	**緊急**
• 意識の変容 • 低血圧 • 受胎産物の部分的または完全な排出 • レギュラーサイズの生理用ナプキンやタンポンを2つ以上使用するような持続的な性器出血が2時間以上続いている • 重度の痛みと妊娠の可能性 • 活発な性活動があり，最終月経から6週間以上経過しており，腹部または肩の痛みを伴う	• **直ちに治療を開始** • 医師に知らせる • 多くの検査や手技が必要 • 頻回の診察が必要 • 持続モニター
レベル3：中リスク	**準緊急**
• 重度の痛み • 凝血塊を伴う重度の性器出血 • レギュラーサイズの生理用ナプキンを1つ使用する性器出血が6時間以上続いている • 座位/立位でのふらつきまたは失神	• **できるだけ早く治療を開始** • 複数の検査や手技を要する可能性 • 状態の変化をモニター • バイタルサインに異常があれば，レベル2を考慮

重症度／アセスメント	看護対応
レベル3：中リスク(つづき)	**準緊急**
• タンポンの使用と次のいずれか：高熱，日焼け様の発疹，体調不良，ふらつき，嘔吐，水様性下痢，頻脈，頭痛	
レベル4：低リスク	**迅速**
• 日常生活を妨げるような月経痛 • 持続的な帯下 • 最終月経から11〜20日続く性器出血 • 妊娠の可能性と性器出血があるが，痛みがない • ピルの服用中の無月経	• 症状緩和の手段を提供 • 各施設の規定に基づき，待合室で再評価 • 簡単な検査や手技を要する可能性
レベル5：軽症	**経過観察**
• 月経出血量が異常に多い • 月経出血量が乏しい • 40歳以上で，かつ月経の停止または遅延	• 各施設の規定に基づき，待合室で再評価 • 症状緩和の手段を提供 • 診察のみでよい可能性

関連プロトコール

腹痛(p.32) ● 不正性器出血(p.112)

Notes

妊婦の嘔吐

Key Questions

名前 ● 年齢 ● 発症時期 ● アレルギー ● 既往歴 ● 重症度 ● 疼痛スケール ● バイタルサイン ● 妊娠週数 ● 妊娠回数 ● 使用薬

重症度／アセスメント	看護対応
レベル1：重症	**蘇生**
• 重度の呼吸困難 • 蒼白，発汗，ふらつき（または衰弱） • 無反応	• **緊急治療** • スタッフをベッドサイドに配置 • 蘇生チームの召集 • 多くの医療資源が必要 • 胎児心音のモニター
レベル2：高リスク	**緊急**
• 意識の変容 • 鮮血の嘔吐 • 胸痛 • 呼吸困難 • 頭部または腹部における最近の外傷 • バイタルサインの異常	• **直ちに治療を開始** • 医師に知らせる • 多くの検査や手技が必要 • 頻回の診察が必要 • 持続モニター • 胎児心音のモニター
レベル3：中リスク	**準緊急**
• 重度の痛み • 脱水徴候 • コーヒー状の吐物 • 糖尿病，かつ高血糖（または低血糖） • ふらつき • 起立時のバイタルサイン変化 • 濃い黄褐色の尿 • 右上腹部または右下腹部の痛み • 腹痛，かつ嘔気/嘔吐（または下痢） • 39℃以上の発熱	• **できるだけ早く治療を開始** • 複数の検査や手技を要する可能性 • 状態の変化をモニター • 体位性バイタルサイン • バイタルサインに異常があれば，レベル2を考慮 • 胎児心音のモニター

重症度／アセスメント	看護対応
レベル4：低リスク	**迅速**
• 中等度の痛み • 胃腸炎に伴う嘔気/嘔吐 • 24時間以上の嘔吐持続（脱水所見なし）	• 症状緩和の手段を提供 • 各施設の規定に基づき，待合室で再評価 • 簡単な検査や手技を要する可能性
レベル5：軽症	**経過観察**
• 胸やけ • 患者が心配しているものの，嘔吐の他に症状がない	• 症状緩和の手段を提供 • 各施設の規定に基づき，待合室で再評価 • 診察のみでよい可能性

関連プロトコール

嘔吐（p.6）・妊婦の腹痛（p.118）

Notes

妊婦の腹痛

Key Questions

名前 ・ 年齢 ・ 発症時期 ・ アレルギー ・ 既往歴 ・ 重症度 ・ 疼痛スケール ・ バイタルサイン ・ 酸素飽和度 ・ 妊娠週数 ・ 最近のエコー歴 ・ 妊娠回数

重症度／アセスメント	看護対応
レベル1：**重症**	蘇生
• 無呼吸，または重度の呼吸困難 • 切迫分娩，排臨 • けいれん • 臍帯脱出を伴う破膜 • 蒼白，発汗，ふらつき（または衰弱）	• **緊急治療** • スタッフをベッドサイドに配置 • 蘇生チームの召集 • 多くの医療資源が必要 • 胎児心音のモニター
レベル2：**高リスク**	緊急
• 意識の変容 • 妊娠24週以上で胎動なし • 大量の性器出血を伴う出産 • 妊娠20週以上で，痛みを伴う性器出血（常位胎盤早期剥離） • 妊娠20週以上で，2〜3分毎の子宮収縮（難産）	• **直ちに治療を開始** • 医師に知らせる • 多くの検査や手技が必要 • 頻回の診察が必要 • 持続モニター • 妊娠20週以上の場合，各施設の規定に基づき，分娩出産室へ移動 • 胎児心音のモニター
レベル3：**中リスク**	準緊急
• 妊娠20週以上で，無痛性の性器出血（前置胎盤） • 全妊娠期間の最初の3ヵ月（子宮外妊娠） • 妊娠20〜37週（早産） • 嘔気，嘔吐，下痢 • 鮮血の嘔吐，血便，血尿 • 急激な体重増加，浮腫，頭痛 • 前回妊娠時の合併症の既往 • 39℃以上の発熱	• **できるだけ早く治療を開始** • 複数の検査や手技を要する可能性 • 状態の変化をモニター • バイタルサインに異常があれば，レベル2を考慮 • 体位性バイタルサイン • 妊娠20週以上の場合，各施設の規定に基づき，分娩出産室へ移動 • 胎児心音のモニター

重症度／アセスメント	看護対応
レベル4：低リスク	**迅速**
• 中等度の痛み • 頻尿，または排尿時の灼熱感 • 発熱，咳，耳痛，咽頭痛 • 帯下	• 症状緩和の手段を提供 • 各施設の規定に基づき，待合室で再評価 • 簡単な検査や手技を要する可能性
レベル5：軽症	**経過観察**
• 胸やけ • つわり	• 症状緩和の手段を提供 • 各施設の規定に基づき，待合室で再評価 • 診察のみでよい可能性

関連プロトコール

妊婦の背部痛（p.120） 妊婦の不正性器出血（p.122） 妊娠の帯下（p.124）

Notes

妊婦の背部痛

Key Questions

名前 ● 年齢 ● 発症時期 ● アレルギー ● 既往歴 ● 重症度 ● 疼痛スケール ● バイタルサイン ● 酸素飽和度 ● 妊娠週数 ● 最近のエコー歴 ● 妊娠回数

重症度／アセスメント	看護対応
レベル1：重症	**蘇生**
• 無呼吸，または重度の呼吸困難 • 無反応 • 切迫分娩，排臨 • けいれん • 臍帯脱出を伴う破膜 • 蒼白，発汗，ふらつき（または衰弱）	• **緊急治療** • スタッフをベッドサイドに配置 • 蘇生チームの召集 • 多くの医療資源が必要 • 胎児心音のモニター • 膝胸位，またはトレンデレンブルグ体位（骨盤高位）をとる • 臍帯の拍動を確かめる
レベル2：高リスク	**緊急**
• 意識の変容 • 妊娠37週以上で，子宮収縮があり • 胎動なし • 強く，規則的な子宮収縮 • 最近の外傷歴	• **直ちに治療を開始** • 医師に知らせる • 多くの検査や手技が必要 • 頻回の診察が必要 • 持続モニター • 妊娠20週以上の場合，各施設の規定に基づき，分娩出産室へ移動 • 胎児心音のモニター
レベル3：中リスク	**準緊急**
• 39℃以上の発熱 • 頻尿，排尿時の灼熱感，血尿 • 排尿開始困難 • 側腹部痛 • 直腸痛 • 右上腹部痛，肩の痛み	• **できるだけ早く治療を開始** • 複数の検査や手技を要する可能性 • 状態の変化をモニター • バイタルサインに異常があれば，レベル2を考慮 • 体位性バイタルサイン

重症度／アセスメント	看護対応
レベル3：中リスク（つづき）	**準緊急**
• 経妊婦で，前回妊娠での合併症の既往	• 妊娠 20 週以上の場合，各施設の規定に基づき，分娩出産室へ移動 • 胎児心音のモニター
レベル4：低リスク	**迅速**
• 中等度の痛み • 筋骨格系の痛み	• 症状緩和の手段を提供 • 各施設の規定に基づき，待合室で再評価 • 簡単な検査や手技を要する可能性
レベル5：軽症	**経過観察**
• 活動増加に伴う軽度の痛み	• 症状緩和の手段を提供 • 各施設の規定に基づき，待合室で再評価 • 診察のみでよい可能性

関連プロトコール

妊婦の腹痛（p.118）・妊婦の不正性器出血（p.122）・妊婦の帯下（p.124）

Notes

妊婦の不正性器出血

Key Questions

名前 ● 年齢 ● 発症時期 ● アレルギー ● 既往歴 ● 重症度 ● 疼痛スケール ● バイタルサイン ● 最終月経日 ● 生理用品の使用数 ● 使用薬

重症度／アセスメント	看護対応
レベル1：重症	**蘇生**
• 無呼吸，または重度の呼吸困難 • 脈なし • 無反応 • 臍帯脱出 • 蒼白，発汗，ふらつき	• **緊急治療** • スタッフをベッドサイドに配置 • 蘇生チームの召集 • 多くの医療資源が必要 • 胎児心音のモニター • 膝胸位，またはトレンデレンブルグ体位（骨盤高位）をとる • 臍帯の拍動を確かめる
レベル2：高リスク	**緊急**
• 意識の変容 • 妊娠20週以上で，大量かつ鮮血での性器出血 • 大量の血塊または妊娠産物の排出 • 有痛性の性器出血（常位胎盤早期剥離） • 血圧低下または頻脈 • 重度の腹痛 • ふらつき • 妊娠20週以上で胎動がない • 外傷歴	• **直ちに治療を開始** • 医師に知らせる • 多くの検査や手技が必要 • 頻回の診察が必要 • 持続モニター • 妊娠20週以上の場合，各施設の規定に基づき，分娩出産室へ移動 • 胎児心音のモニター • 左側臥位をとる

重症度／アセスメント	看護対応
レベル3：中リスク	**準緊急**
• 重度の痛み • 妊娠20週以上で，無痛性の性器出血 • 中等度量の鮮血の性器出血（前置胎盤） • 強く，規則的な子宮収縮 • 膣からの透明な液体の漏出 • 胎動が1時間で10回未満	• **できるだけ早く治療を開始** • 複数の検査や手技を要する可能性 • 状態の変化をモニター • バイタルサインに異常があれば，レベル2を考慮 • 体位性バイタルサイン • 妊娠20週以上の場合，各施設の規定に基づき，分娩出産室へ移動 • 胎児心音のモニター
レベル4：低リスク	**迅速**
• 中等度の痛み • 患者が心配しているものの，微量の出血である	• 症状緩和の手段を提供 • 各施設の規定に基づき，待合室で再評価 • 簡単な検査や手技を要する可能性
レベル5：軽症	**経過観察**
• 性交後にみられる，こげ茶色またはピンク色の血液斑	• 症状緩和の手段を提供 • 各施設の規定に基づき，待合室で再評価 • 診察のみでよい可能性

関連プロトコール

妊婦の腹痛（p.118）・妊婦の背部痛（p.120）・妊婦の帯下（p.124）

Notes

妊婦の帯下

Key Questions

名前 ● 年齢 ● 発症時期 ● アレルギー ● 既往歴 ● 重症度 ● 疼痛スケール ● バイタルサイン ● 最終月経日 ● 使用薬

重症度／アセスメント	看護対応
レベル1：重症	**蘇生**
• 無呼吸，または重度の呼吸困難 • 蒼白，発汗，ふらつき（または衰弱） • 臍帯脱出を伴う破膜	• **緊急治療** • スタッフをベッドサイドに配置 • 蘇生チームの召集 • 多くの医療資源が必要 • 胎児心音のモニター • 膝胸位，またはトレンデレンブルグ体位（骨盤高位）をとる • 臍帯の拍動を確かめる
レベル2：高リスク	**緊急**
• 意識の変容 • 重度の腹痛 • 妊娠20週以上で胎動がない • 排臨または胎便を伴う切迫出産	• **直ちに治療を開始** • 医師に知らせる • 多くの検査や手技が必要 • 頻回の診察が必要 • 持続モニター • 妊娠20週以上の場合，各施設の規定に基づき，分娩出産室へ移動 • 胎児心音のモニター
レベル3：中リスク	**準緊急**
• 39℃以上，かつ膿性帯下あり • 規則的な子宮収縮または膣分泌物の漏出を伴うヘルペス感染 • 緑色，茶色，または赤色に染まった膣分泌物	• **できるだけ早く治療を開始** • 複数の検査や手技を要する可能性 • 状態の変化をモニター • バイタルサインに異常があれば，レベル2を考慮 • 胎児心音のモニター

重症度／アセスメント	看護対応
レベル4：低リスク	**迅速**
• 中等度の痛み • 不規則な子宮収縮 • 性感染症の既往歴 • 凝塊，白色，凝血状の帯下物	• 症状緩和の手段を提供 • 各施設の規定に基づき，待合室で再評価 • 簡単な検査や手技を要する可能性
レベル5：軽症	**経過観察**
• 粘液栓なし • 腟の粘液分泌の増加	• 症状緩和の手段を提供 • 各施設の規定に基づき，待合室で再評価 • 診察のみでよい可能性

関連プロトコール

不正性器出血（p.112） 妊婦の不正性器出血（p.122）

Notes

性的暴行

Key Questions

名前 ● 年齢 ● 発症時期 ● アレルギー ● 既往歴 ● 疼痛スケール ● バイタルサイン ● 酸素飽和度 ● 受傷機転 ● 最終月経時期 ● 同意による最終性交

重症度／アセスメント	看護対応
レベル1：重症	**蘇生**
• 無呼吸，または重度の呼吸困難 • 脈なし • 無反応 • 蒼白，発汗，ふらつき（または衰弱）	• **緊急治療** • スタッフをベッドサイドに配置 • 蘇生チームの召集 • 多くの医療資源が必要
レベル2：高リスク	**緊急**
• 意識の変容 • 大量の出血 • 性器外傷 • 暴行に伴う多発外傷 • 頭部損傷 • 呼吸困難，胸痛，または腹痛 • 骨折または脱臼の疑い • 被害者が未成年	• **直ちに治療を開始** • 医師に知らせる • 多くの検査や手技が必要 • 頻回の診察が必要 • 持続モニター
レベル3：中リスク	**準緊急**
• 重度の痛み • 性的暴行から72時間以内 • 強い不安 • 道具の使用 • デートレイプドラッグ（睡眠薬や麻酔薬など）への暴露の可能性がある • 擦過傷，裂傷，挫創，脱臼，または腫脹 • 被害者が診察検査を希望し証拠を集めている	• **できるだけ早く治療を開始** • 複数の検査や手技を要する可能性 • 状態の変化をモニター • バイタルサインに異常があれば，レベル2を考慮 • 各施設の規定に基づき，性的暴行への対応を行い，カウンセラーに相談する

重症度／アセスメント	看護対応
レベル4：低リスク	**迅速**
• 中等度の痛み • 性的暴行から72時間以上経過	• 各施設の規定に基づき，待合室で再評価 • 症状緩和の手段を提供 • 簡単な検査や手技を要する可能性 • 各施設の規定に基づき，カウンセラーに相談する
レベル5：軽症	**経過観察**
• 膣への挿入を伴わない暴行	• 各施設の規定に基づき，待合室で再評価 • 症状緩和の手段を提供 • 診察のみでよい可能性

関連プロトコール

直腸の異常（p.72） 不正性器出血（p.112） 直腸・膣異物（p.180）

Notes

第7部
小　児

泣いている乳児

Key Questions

名前 ● 年齢 ● 発症時期 ● アレルギー ● 既往歴（出生歴を含む） ● 重症度 ● 疼痛スケール ● バイタルサイン ● 使用薬

重症度／アセスメント	看護対応
レベル1：重症	蘇生
• 無呼吸，または重度の呼吸困難 • 中枢性チアノーゼ	• **緊急治療** • スタッフをベッドサイドへ配置 • 蘇生チームの召集 • 多くの医療資源が必要
レベル2：高リスク	緊急
• 意識の変容 • 12週未満の乳児での38℃以上の発熱 • 口唇または舌が蒼白 • 点状出血 • 極度の傾眠	• **直ちに治療を開始** • 医師に知らせる • 多くの検査や手技が必要 • 頻回の診察が必要 • 持続モニター
レベル3：中リスク	準緊急
• あやしに応じない乳児 • 最近の外傷 • 虐待の可能性 • 説明のつかない打撲傷 • 間欠的な傾眠または易刺激性 • 2時間以上続く泣き • 噴水状の嘔吐	• **できるだけ早く治療を開始** • 状態の変化をモニター • 複数の検査や手技を要する可能性 • バイタルサインに異常があれば，レベル2を考慮 • 虐待が疑われる場合は，観察下へ

重症度／アセスメント	看護対応
レベル4：低リスク	**迅速**
• 最近の感冒薬の使用 • 発熱，嘔吐，感冒症状 • 膨隆，発赤，またはかゆみを伴う皮疹 • 発熱，嘔吐，または耳を気にする動作	• 各施設の規定に基づき，待合室で再評価 • 症状緩和の手段を提供 • 簡単な検査や手技を要する可能性
レベル5：軽症	**経過観察**
• 最後の食事から2時間以上経過 • 最後の睡眠から3時間以上経過 • 最近の予防接種や発熱	• 各施設の規定に基づき，待合室で再評価 • 症状緩和の手段を提供 • 診察のみでよい可能性

Notes

小児の発熱・けいれん

Key Questions

名前 ● 年齢 ● 体重 ● 発症時期 ● アレルギー ● 既往歴 ● 使用薬 ● 疼痛スケール ● バイタルサイン ● 酸素飽和度

重症度／アセスメント	看護対応
レベル1：重症	**蘇生**
• 無呼吸，または重度の呼吸困難 • 脈なし • 無反応 • けいれん重積状態 • 蒼白，発汗，ふらつき（または衰弱）	• **緊急治療** • 多くの医療資源が必要 • スタッフをベッドサイドに配置 • 蘇生チームの召集
レベル2：高リスク	**緊急**
• 意識の変容 • 重度の頭痛 • 項部硬直または頸部痛 • 嘔吐 • 初発けいれん • 6ヵ月以下，または5歳以上の小児 • 40.5℃以上の発熱	• **直ちに治療を開始** • 医師に知らせる • 多くの検査や手技が必要 • 頻回の診察が必要 • 持続モニター
レベル3：中リスク	**準緊急**
• 耳痛，または抗生物質に反応しない呼吸器感染症 • 熱性けいれんまたはスパイク状の高熱の既往 • 次の脱水所見：眼周囲または泉門のくぼみ，乾いたおむつ • 38℃以上の持続的な発熱で，解熱剤に反応しない	• **できるだけ早く治療を開始** • 複数の検査や手技を要する可能性 • 状態の変化をモニター • バイタルサインに異常があれば，レベル2を考慮 • クーリングを開始

重症度／アセスメント	看護対応
レベル4：低リスク	**迅速**
• 食欲不振 • 飲みもの摂取の減少	• 各施設の規定に基づき，待合室で再評価 • 症状緩和の手段を提供 • 簡単な検査や手技を要する可能性
レベル5：軽症	**経過観察**
• けいれん後に意識清明 • 熱性けいれんの既往はあるが，熱はない状態 • 易刺激性を伴わず覚醒しやすい	• 各施設の規定に基づき，待合室で再評価 • 症状緩和の手段を提供 • 診察のみでよい可能性

関連プロトコール

発熱（p.4）・意識の変容（p.10）・糖尿病性障害（p.44）・混乱（p.50）・頭部外傷（p.150）・中毒・暴露・服用（p.170）

Notes

小児の腹痛

Key Questions

名前 ● 年齢 ● 発症時期 ● アレルギー ● 既往歴 ● 随伴症状 ● 疼痛スケール ● 疼痛部位および性状 ● バイタルサイン ● 使用薬

重症度／アセスメント	看護対応
レベル1：重症	**蘇生**
• 蒼白，発汗，混乱（または衰弱） • 無呼吸，または重度の呼吸困難 • 無反応 • 脈なし	• **緊急治療** • 多くの医療資源を要する • スタッフをベッドサイドに配置 • 蘇生チームの召集
レベル2：高リスク	**緊急**
• 意識の変容 • 急速に増悪する重度の腹痛の新規発症 • お腹をつかんでいる，かがんで歩いている，叫んでいる，または膝を抱えて横たわっている • 見知らぬ化学物質，植物，薬剤，物質の服用 • 脱水の徴候と症状 • 腹部貫通創 • 1時間以上続く重度の痛み	• **直ちに治療を開始** • 医師に知らせる • 突出物がある場合は動かさない • 多くの検査や手技が必要 • 頻回の診察ガ必要 • 持続モニター • 診察まで飲食禁止
レベル3：中リスク	**準緊急**
• 妊娠の可能性 • 突然の発症 • 38℃以上の発熱 • 2歳以上で，かつ間欠的な腹痛 • 最近の腹部外傷 • 食欲不振，嘔気，嘔吐，または発熱を伴う右下腹部痛	• **できるだけ早く治療を開始** • 複数の検査や手技を要する可能性 • 状態の変化をモニター • 診察まで飲食禁止 • バイタルサインに異常があれば，レベル2を考慮

重症度／アセスメント	看護対応
レベル3：中リスク(つづき)	**準緊急**
• 重度の嘔気/嘔吐 • 血便，またはイチゴゼリー状便 • 黒色便 • 最近の腹部手術の既往 • 消失しない不快感 • 虐待の疑い	
レベル4：低リスク	**迅速**
• 軽度の嘔気/嘔吐 • 排尿時痛または排尿困難 • 血尿	• 各施設の規定に基づき，待合室で再評価 • 症状緩和の手段を提供 • 診察まで飲食禁止 • 簡単な検査や手技を要する可能性
レベル5：軽症	**経過観察**
• 食事，空腹，痛み止め，抗生物質，抗炎症薬内服後に関連した間欠痛 • 説明のつかない進行性の腹部腫脹	• 各施設の規定に基づき，待合室で再評価 • 診察のみでよい可能性 • 症状緩和の手段を提供

関連プロトコール

嘔吐(p.6) ● 下痢(p.36) ● 排尿障害(p.42) ● 不正性器出血(p.112) ● 月経不順(p.114) ● 妊婦の腹痛(p.118) ● 中毒・暴露・服用(p.170) ● 異物誤飲(p.176)

関連付表

E 腹痛の鑑別診断(p.196)

Notes

小児の下痢

Key Questions

名前 ● 年齢 ● 体重 ● 発症時期 ● アレルギー ● 既往歴 ● 重症度 ● オムツの数 ● 疼痛スケール ● バイタルサイン ● 使用薬 ● 食事 ● 渡航歴 ● 家族の健康状態 ● 便秘薬 ● 慢性下痢 ● 腹部の手術歴 ● 最近の抗生物質治療歴 ● 飲水（井戸水，小川の水，外国旅行中の飲水）

重症度／アセスメント	看護対応
レベル1：重症	**蘇生**
• 無反応 • 無呼吸または重度の呼吸困難 • 蒼白，発汗，ふらつき（または衰弱） • 低血圧	• **緊急治療** • 多くの医療資源が必要 • スタッフをベッドサイドに配置 • 蘇生チームの召集
レベル2：高リスク	**緊急**
• 混乱，傾眠，見当識障害 • 意識の変容 • 重度の衰弱またはふらつき • 冷たく灰色の皮膚 • 大量の鮮血便 • 12週未満の乳児で，かつ38℃以上の発熱 • 2秒以上の毛細血管再充填時間	• **直ちに治療を開始** • 医師に知らせる • 多くの検査や手技が必要 • 頻回の診察が必要 • 持続モニター
レベル3：中リスク	**準緊急**
• 次の脱水の所見： 1歳未満で，排尿のない時間が8時間以上 1歳以上で，排尿のない時間が12時間以上 眼周囲や大泉門のくぼみ 涙の出ない泣き 過度の口渇 口腔内の乾燥	• **できるだけ早く治療を開始** • 各施設の規定に基づいて再評価 • 状態の変化をモニター • 複数の検査や手技を要する可能性 • 各施設の規定に基づき，便の検体を採取・保存 • バイタルサインに異常があれば，レベル2を考慮

重症度／アセスメント	看護対応
レベル3：中リスク(つづき)	**準緊急**
• 激しい腹痛(筋けいれんをさせながら膝を抱く) • 起立時の立ちくらみ • 月齢3ヵ月以上で40.5℃以上の発熱，かつ解熱手段に反応しない • 月齢1ヵ月未満で，1日に3回以上の下痢 • 1歳未満で，8時間で8回以上の下痢 • 2時間以上の腹痛，かつ下痢が改善しない • 3回以上の水様性嘔吐および水様性下痢	• 経口にて水分摂取可能であれば，水分を少量ずつ頻回に与える
レベル4：低リスク	**迅速**
• 3日以上続く下痢 • 解熱手段に反応しない発熱 • 39.5℃以上の熱 • 24時間以上続く38℃以上の熱 • 血便 • 抗生物質による治療を受けている	• 各施設の規定に基づき，待合室で再評価 • 症状緩和の手段を提供 • 簡単な検査や手技を要する可能性
レベル5：軽症	**経過観察**
• 慢性下痢 • 最近の食事の変更 • 血便や裂肛の現病歴	• 各施設の規定に基づき，待合室で再評価 • 症状緩和の手段を提供 • 診察のみでよい可能性

関連プロトコール

嘔吐(p.6)・小児の腹痛(p.134)・中毒・暴露・服用(p.170)

Notes

新生児の黄疸

Key Questions

名前・年齢・発症時期・アレルギー・既往歴・使用薬・バイタルサイン

重症度／アセスメント	看護対応
レベル1：重症 • 無呼吸，または重度の呼吸困難 • 無反応 • 蒼白，衰弱(または動きなし)	**蘇生** • **緊急治療** • 多くの医療資源が必要 • スタッフをベッドサイドに配置 • 蘇生チームの召集
レベル2：高リスク • 意識の変容 • 腰より下位の黄疸	**緊急** • **直ちに治療を開始** • 医師に知らせる • 多くの検査や手技が必要 • 頻回の診察が必要 • 持続モニター
レベル3：中リスク • 8時間以上おむつが湿らない • 経口摂取不良 • 活動性低下 • 次の脱水徴候：皮膚ツルゴール低下，眼周囲のくぼみ，大泉門のくぼみ，流涙なしの泣き • 38℃以上の発熱 • 36℃以下の体温	**準緊急** • **できるだけ早く治療を開始** • 状態の変化をモニター • 複数の検査や手技を要する可能性 • バイタルサインに異常があれば，レベル2を考慮
レベル4：低リスク • 7日間以上続く黄疸の増悪 • 24時間以上続く便秘 • 白色，黄色，灰色便	**迅速** • 各施設の規定に基づき，待合室で再評価 • 症状緩和の手段を提供 • 簡単な検査や手技を要する可能性

重症度／アセスメント	看護対応
レベル5：軽症	経過観察
• 親が心配しているものの，他に症状はない • 生後7日以降での黄疸発症	• 各施設の規定に基づき，待合室で再評価 • 症状緩和の手段を提供 • 診察のみでよい可能性

関連プロトコール

発熱（p.4）・発疹（p.94）・小児の腹痛（p.134）

Notes

第 8 部
外傷性

交通外傷

Key Questions

名前 ● 年齢 ● 発症時期 ● アレルギー ● 既往歴 ● 重症度 ● 疼痛スケール ● バイタルサイン ● 酸素飽和度 ● 外傷範囲

重症度／アセスメント	看護対応
レベル1：重症	**蘇生**
• 無呼吸，または重度の呼吸困難 • 脈なし • 無反応 • 高リスクの受傷機転 • 蒼白，発汗，ふらつき（または衰弱）	• **緊急治療** • スタッフをベッドサイドに配置 • 蘇生チームの召集 • 頸椎固定 • 多くの医療資源が必要 • 直ちに治療を開始
レベル2：高リスク	**緊急**
• 意識の変容 • 止血できない出血 • 高速での事故 • シートベルト非装着 • 重要臓器の上の挫傷 • 多数の大きな挫創 • 局所圧痛 • 高リスクの既往歴（糖尿病，癌，血友病など）	• **直ちに治療を開始** • 医師に知らせる • 多くの検査や手技が必要 • 頻回の診察が必要 • 持続モニター • できるだけ早く治療を開始 • 複数の検査や手技を要する可能性
レベル3：中リスク	**準緊急**
• 重度の痛み • 小さな交通外傷で，現場で歩行可能であった • 止血された小さな挫創 • 中リスクの受傷機転	• **できるだけ早く治療を開始** • 複数の検査や手技を要する可能性 • 状態の変化をモニター • バイタルサインに異常があれば，レベル2を考慮

重症度／アセスメント	看護対応
レベル4：低リスク	**迅速**
• 中等度の痛み • 軽度の挫傷または疼痛 • 軽度の挫創，または止血された擦過傷	• 症状緩和の手段を提供 • 各施設の規定に基づき，待合室で再評価 • 簡単な検査や手技を要する可能性 • 患者の同乗者が致死的な場合，レベル3を考慮
レベル5：軽症	**経過観察**
• 痛みの訴えや打撲痕なし，または低スピードによる受傷，軽度の交通外傷 • 交通外傷から24時間以上の経過（経過中，大きな問題なし）	• 症状緩和の手段を提供 • 各施設の規定に基づき，待合室で再評価 • 診察のみでよい可能性

関連プロトコール

頚部痛（p.14）・背部痛（p.34）・肩関節痛（p.78）・膝関節痛・腫脹（p.84）・足関節痛・腫脹（p.86）・寒冷暴露・低体温・凍傷（p.106）・刺創（p.148）・頭部外傷（p.150）・四肢外傷（p.152）

関連付表

H 交通外傷トリアージにおける問診（p.203）・I 外傷の受傷機転：成人（p.206）・J 受傷機転：学童・青年（p.208）・K 受傷機転：幼児・就学前幼児（p.210）・L 受傷機転：新生児・乳児（p.212）

Notes

打撲傷

Key Questions

名前 ● 年齢 ● 発症時期 ● アレルギー ● 既往歴 ● 重症度 ● 疼痛スケール ● バイタルサイン ● 酸素飽和度 ● 外傷の詳細 ● 使用薬

重症度／アセスメント	看護対応
レベル 1：重症	**蘇生**
• 無呼吸，または重度の呼吸困難 • 脈なし • 無反応 • 蒼白，発汗，ふらつき（または衰弱）	• **緊急治療** • スタッフをベッドサイドへ配置 • 蘇生チームの召集 • 多くの医療資源が必要
レベル 2：高リスク	**緊急**
• 意識の変容 • 胸痛 • 胸部または腹部の鈍的外傷 • 胸部，側部，または腹部の打撲痕 • 深部外傷（実質臓器の裂傷，管腔臓器の損傷）の可能性 • ドメスティックバイオレンスのリスク（患者を訪問者から安全に離す） • 外傷と矛盾する話 • バトル徴候またはパンダの目徴候（眼窩周囲の皮下出血） • 頸部周囲の溢血斑 • 発熱，衰弱，頻脈，血圧低下	• **直ちに治療を開始** • 医師に知らせる • 多くの検査や手技が必要 • 頻回の診察が必要 • 持続モニター • 打撲痕評価チャート（次頁）を参照して経過時間を判定する
レベル 3：中リスク	**準緊急**
• 重度の痛み • 外傷および，骨折または筋肉内血腫の可能性 • 咬まれた痕 • 複数の打撲痕	• **できるだけ早く治療を開始** • 複数の検査や手技を要する可能性 • 状態の変化をモニター • 患肢の血液循環，動き，感覚をモニター

重症度／アセスメント	看護対応
レベル 3：中リスク（つづき）	**準緊急（つづき）**
• 歩行困難 • 止血異常または抗凝固薬使用の既往 • 痛み，腫脹，発赤，発熱，赤色線条の増悪	• 打撲痕評価チャート（次頁）を参照して経過時間を判定する • バイタルサインに異常があれば，レベル 2 を考慮
レベル 4：低リスク	**迅速**
• 中等度の痛み • 四肢の小さな打撲痕	• 各施設の規定に基づき，待合室で再評価 • 症状緩和の手段を提供 • 簡単な検査や手技を要する可能性 • 打撲痕評価チャート（下表）を参照して経過時間を判定する
レベル 5：軽症	**経過観察**
• 患者や親が心配しているものの，打撲は治癒している • 他の症状なし	• 各施設の規定に基づき，待合室で再評価 • 症状緩和の手段を提供 • 診察のみでよい可能性 • 打撲痕評価チャート（下表）を参照して経過時間を判定する

関連プロトコール

四肢外傷（p.152）

打撲痕評価チャート

打撲痕の色	打撲後の経過時間
赤，赤紫	受傷後 24 時間以内
濃い青，濃い紫	1～4 日
緑，黄緑	5～7 日
黄色，茶色	7～10 日
わずかに残る，もしくは消失	1～3 週間

裂　創

Key Questions

名前 ● 年齢 ● 発症時期 ● アレルギー ● 使用薬 ● 既往歴 ● 受傷機転 ● 重症度 ● 疼痛スケール ● バイタルサイン ● 破傷風予防接種歴

重症度／アセスメント	看護対応
レベル1：重症	**蘇生**
• 無呼吸，または重度の呼吸困難 • 脈なし • 無反応 • 蒼白，発汗，ふらつき（または衰弱）	• **緊急治療** • スタッフをベッドサイドに配置 • 蘇生チームの召集 • 多くの医療資源が必要
レベル2：高リスク	**緊急**
• 意識の変容 • 拍動性の出血 • 深部組織（皮下組織，腱，臓器，骨など）の露出 • 主要な動脈の近位での裂創 • 損傷部位より遠位での脈拍消失 • 損傷部位より遠位でのチアノーゼ • 損傷部位に刺入物が突き刺さっている • 大きく割れて出血している創部	• **直ちに治療を開始** • 医師に知らせる • 多くの検査や手技が必要 • 頻回の診察が必要 • 持続モニター • 出血に対して圧迫止血を行う • 刺入物はそのままにしておく
レベル3：中リスク	**準緊急**
• 重度の痛み • 止血されている大きく割れた創 • 出血性疾患の既往 • 関節にかかる創 • 四肢の関節可動域制限 • 顔面の裂創	• **できるだけ早く治療を開始** • 各施設の規定に基づき，再評価 • 複数の検査や手技を要する可能性 • 状態の変化をモニター • バイタルサインに異常があれば，レベル2を考慮

重症度／アセスメント	看護対応
レベル4：低リスク	**迅速**
• 中等度の痛み • 抗凝固薬の服用 • 感染症の徴候 • 道路での擦過傷 • 止血されており，洗浄と縫合を待てる安定した創	• 各施設の規定に基づき，待合室で再評価 • 症状緩和の手段を提供 • 簡単な検査や手技を要する可能性
レベル5：軽症	**経過観察**
• 洗浄と最小限の処置のみ必要な小さな創	• 各施設の規定に基づき，待合室で再評価 • 症状緩和の手段を提供 • 診察のみでよい可能性

関連プロトコール

刺創（p.148） 創部感染（p.154）

Notes

刺　創

Key Questions

名前 ● 年齢 ● 発症時期 ● アレルギー ● 使用薬 ● 既往歴 ● 疼痛スケール ● バイタルサイン ● 破傷風予防接種歴 ● 受傷機転（付録 I～L 参照）

重症度／アセスメント	看護対応
レベル1：**重症**	蘇生
• 無呼吸，または重度の呼吸困難 • 脈なし • 無反応 • 重要臓器の損傷 • 蒼白，発汗，ふらつき（または衰弱）	• **緊急治療** • スタッフをベッドサイドに配置 • 蘇生チームの召集 • 多くの医療資源が必要
レベル2：**高リスク**	緊急
• 意識の変容 • 高リスクの受傷機転（刺さった物の重さや大きさ，刺さる速度，方向による） • 大量の出血があり，圧迫でも止血できない • 拍動性出血 • 損傷部位より末梢の脈が触れない • 損傷部位より末梢の皮膚のチアノーゼ • 高圧注入機によるケガ • 頭部または体幹に物体が突き刺さっている	• **直ちに治療を開始** • 医師に知らせる • 多くの検査や手技が必要 • 頻回診察が必要 • 持続モニター • 突き刺さったものをそのままにして置く • 出血に対して圧迫止血を行う • 適切な受傷機転を参照（付表I～L，p.206～213）
レベル3：**中リスク**	準緊急
• 重度の痛み • 損傷部位より遠位の感覚麻痺 • 損傷部位より遠位の脈が弱い • 損傷部位の関節可動域の低下 • 関節内に及ぶ刺創	• **できるだけ早く治療を開始** • 各施設の規定に基づいて再評価 • 複数の検査や手技を要する可能性 • 木の破片が刺さっている場合には，水につけてはいけない

重症度／アセスメント	看護対応
レベル3：中リスク（つづき）	**準緊急（つづき）**
• 発熱および悪寒 • 止血異常，癌などの既往 • 刺さっている物体の先端が壊れて見えない • 異物感が持続 • 四肢に物体が突き刺さっている	• 状態の変化をモニター • バイタルサインに異常があれば，レベル2を考慮
レベル4：低リスク	**迅速**
• 中等度の痛み • 靴を突き抜けての穿通創 • 破傷風予防接種歴なし • 発熱，赤色線条，化膿性滲出液	• 各施設の規定に基づき，待合室で再評価 • 症状緩和の手段を提供 • 簡単な検査や手技を要する可能性 • 木の破片が刺さっている場合には，水につけてはいけない
レベル5：軽症	**経過観察**
• 四肢遠位の小さな刺創 • 患者や親が心配しているものの，他に症状はない • 破傷風予防接種から5年以上経過	• 各施設の規定に基づき，待合室で再評価 • 症状緩和の手段を提供 • 診察のみでよい可能性 • 木の破片が刺さっている場合には，水につけてはいけない

関連プロトコール

自殺行動（p.54）● 交通外傷（p.142）● 裂創（p.146）● 創部感染（p.154）● ヘビ咬傷（p.160）● 海洋生物咬傷（p.162）● 動物・ヒト咬傷（p.164）● 皮膚異物（p.182）

Notes

頭部外傷

? Key Questions

名前 ● 年齢 ● 発症時期 ● アレルギー ● 既往歴 ● 重症度 ● 疼痛スケール ● バイタルサイン ● 酸素飽和度 ● 使用薬 ● GCS(グラスゴー・コーマ・スケール)

重症度/アセスメント	看護対応
レベル 1:重症	**蘇生**
• 無反応 • けいれん • 無呼吸,または重度の呼吸困難 • 蒼白,発汗,ふらつき(または衰弱) • 脈なし	• **緊急治療** • スタッフをベッドサイドに配置 • 蘇生チームの召集 • 多くの医療資源が必要
レベル 2:高リスク	**緊急**
• 意識の変容 • 重度の頸部痛 • コントロールできない出血 • 高リスクの受傷機転 • 鼻孔または耳孔からの透明な滲出液 • 会話の異常 • 新規発症の脱力感またはしびれ • バトル徴候またはパンダの目徴候(眼窩周囲の皮下出血) • 明らかな頭部の陥没	• **直ちに治療を開始** • 医師に知らせる • 多くの検査や手技が必要 • 頻回の診察が必要 • 持続モニター • 頸椎保護 • 交通外傷トリアージの項目(付表H)を参照(p.203)
レベル 3:中リスク	**準緊急**
• 意識消失があったが,現在は良好 • 視野異常 • 3 回以上の嘔吐,または噴水状の嘔吐 • 乗り物の停止や減速による外傷 • 乳児で,高さ 50 cm 以上からの転落 • 児童虐待の疑い	• **できるだけ早く治療を開始** • 状態の変化をモニター • 複数の検査や手技を要する可能性 • バイタルサインに異常があれば,レベル 2 を考慮 • 適切な受傷機転を参照(付表 I~L, p.206~213) • 腫脹を抑えるためのアイシング

重症度／アセスメント	看護対応
レベル 3：中リスク（つづき）	**準緊急**
• 記憶喪失があったが，現在は良好 • 平衡障害 • 顔面裂創	
レベル 4：低リスク	**迅速**
• 嘔気 • 乳児で，高さ 50 cm 未満からの転落 • 意識消失を伴わない外傷 • 外傷後 1 週間以降の頭痛	• 各施設の規定に基づき，待合室で再評価 • 症状緩和の手段を提供 • 簡単な検査や手技を要する可能性
レベル 5：軽症	**経過観察**
• 患者や親が心配しているものの，症状はない	• 各施設の規定に基づき，待合室で再評価 • 症状緩和の手段を提供 • 診察のみでよい可能性

関連プロトコール

頭痛（p.2）・交通外傷（p.142）

関連付表

H 交通外傷トリアージにおける問診（p.203）・I 外傷の受傷機転：成人（p.206）・J 受傷機転：学童・青年（p.208）・K 受傷機転：幼児・就学前幼児（p.210）・L 受傷機転：新生児・乳児（p.212）

Notes

四肢外傷

Key Questions

名前 ● 年齢 ● 発症時期 ● アレルギー ● 既往歴 ● 重症度 ● 疼痛スケール ● 原因 ● バイタルサイン ● 酸素飽和濃度 ● 四肢の神経血管の状態

重症度／アセスメント	看護対応
レベル1：重症	**蘇生**
• 無呼吸，または重度の呼吸困難 • 無反応 • 脈なし • 蒼白，発汗，ふらつき（または衰弱） • 拍動性の出血	• **緊急治療** • スタッフをベッドサイドへ配置 • 蘇生チームの召集 • 多くの医療資源が必要 • 出血に対して圧迫止血を行う
レベル2：高リスク	**緊急**
• 意識の変容 • 外傷後に臀部または大腿部に重度の痛みがあり，歩行不能 • 皮膚を突き破って骨が突出 • 四肢の部分または完全切断 • 穿通創で物体が刺さったままの状態 • 圧迫で止血できない出血 • 患肢の指や足趾の冷感，蒼白，斑状点，しびれ • 患肢の脈が触れず，かつチアノーゼ，蒼白あり • 毛細血管再充満時間が2～3秒以上延長 • 高圧注入機によるケガ	• **直ちに治療を開始** • 医師に知らせる • 多くの検査や手技が必要 • 頻回の診察が必要 • 持続モニター • 穿通している物体を取り除いてはいけない • 出血に対して圧迫止血を行う
レベル3：中リスク	**準緊急**
• 変形した四肢 • 体動または加重時における重度の痛み	• **できるだけ早く治療を開始** • 多くの検査や手技を要する可能性 • 状態の変化をモニター

重症度／アセスメント	看護対応
レベル3：中リスク（つづき）	**準緊急**
• 深い裂傷より遠位の腕，手，足の一部で運動不能 • 指輪の取り外しができず，指の遠位部が蒼白 • 重度の腫脹，痛み，感覚消失 • 抗凝固薬を内服している患者で，腫脹や創部周囲の血腫の増悪 • 関節内への穿通創 • しびれとちくちくする痛み • 開放骨折 • 発熱，滲出液，赤色線条	• バイタルサインに異常があれば，レベル2を考慮 • 腫脹した指から指輪を取る • 各施設の規定に基づき，副子をする • 痛みや腫脹を和らげるため，患肢を挙上し冷却する • 各施設の規定に基づき，画像検査を依頼
レベル4：低リスク	**迅速**
• 体動または加重時の痛み • 損傷部に近い関節の可動が困難 • 靴底を突き抜けた穿通創 • 受傷時に骨折音が聞こえた • 虐待の疑い • 創処置後の明らかな傷からの汚物 • 糖尿病の既往 • 受傷後3日以上，痛みの改善なし • しびれとちくちくする痛み	• 各施設の規定に基づき，待合室で再評価 • 症状緩和の手段を提供 • 簡単な検査や手技を要する可能性 • 腫脹した指から指輪を取る • 各施設の規定に基づき，副子をする • 痛みや腫脹を和らげるため，患肢を挙上し冷却する • オタワルール（p.166参照）を用いて足関節損傷を評価 • 各施設の規定に基づき，画像検査を依頼
レベル5：軽症	**経過観察**
• 痛み，腫脹，または変色 • 古傷に対する慢性の不快感 • 関節炎または腱炎の現病歴 • 受傷後2週以上，腫脹の改善なし	• 症状緩和の手段を提供 • 各施設の規定に基づき，待合室で再評価 • 診察のみでよい可能性

関連プロトコール

電撃傷・雷撃症（p.108） 裂創（p.146） 刺創（p.148）

創部感染

? Key Questions

名前 ● 年齢 ● 発症時期 ● アレルギー ● 使用薬 ● 既往歴 ● 重症度 ● 疼痛スケール ● バイタルサイン

重症度／アセスメント	看護対応
レベル1：重症	**蘇生**
• 重度の呼吸困難 • 蒼白，発汗，ふらつき（または衰弱） • 無反応 • 脈なし	• **緊急治療** • スタッフをベッドサイドに配置 • 蘇生チームの召集 • 多くの医療資源が必要
レベル2：高リスク	**緊急**
• 意識の変容 • 50％以上が開いた縫合，またはステープルで留められた創	• **直ちに治療を開始** • 医師に知らせる • 多くの検査や手技が必要 • 頻回の診察が必要 • 持続モニター
レベル3：中リスク	**準緊急**
• 重度の痛み • 外科的な創離開 • 化膿性滲出液 • 発熱 • リンパ節腫脹 • 創から続く赤色線条 • 頭痛または体調不全	• **できるだけ早く治療を開始** • 多くの検査や手技を要する可能性 • 状態の変化をモニター • バイタルサインに異常があれば，レベル2を考慮
レベル4：低リスク	**迅速**
• 中等度の痛み • 高リスクな既往（例：糖尿病，免疫抑制，慢性疾患，化学療法，ステロイドの使用），かつ創があまり治癒していない	• 各施設の規定に基づき，待合室で再評価 • 症状緩和の手段を提供 • 簡単な検査や手技を要する可能性

重症度／アセスメント	看護対応
レベル5：軽症	経過観察
• 創のかゆみ • 破傷風の予防接種から5～10年以上経過	• 各施設の規定に基づき，待合室で再評価 • 症状緩和の手段を提供 • 診察のみでよい可能性

関連プロトコール

腹痛（p.32） 糖尿病性障害（p.44） 小児の腹痛（p.134）

Notes

虫刺され・ダニ咬傷

? Key Questions

名前 ● 年齢 ● 発症時期 ● 受傷部位 ● アレルギー ● 既往歴 ● 重症度 ● 疼痛スケール ● バイタルサイン ● 虫の種類

重症度／アセスメント	看護対応
レベル1：重症	**蘇生**
• 無呼吸，または重度の呼吸困難 • 脈なし • 無反応 • 血圧低下 • 発語不能 • 舌または咽頭の重度の腫脹 • 嚥下不能，流涎	• **緊急治療** • 多くの医療資源が必要 • スタッフをベッドサイドに配置 • 蘇生チームの召集
レベル2：高リスク	**緊急**
• 意識の変容 • 単語単位での会話のみ可能 • 呼吸困難または胸痛 • 舌または口腔粘膜の腫脹により嚥下困難 • 全身にわたるじんま疹	• **直ちに治療を開始** • 医師に知らせる • 多くの検査や手技が必要 • 頻回の診察が必要 • 持続モニター
レベル3：中リスク	**準緊急**
• 重度の痛み • 短文での会話可能 • 虫やダニに刺されてアドレナリンを必要としたアナフィラキシーの既往 • 広範囲にわたるじんま疹 • 多数の刺し傷や咬み傷 • ダニに刺されてから2～4週間後での感冒様症状 • セアカゴケグモなどの毒グモに刺されたが，他に症状はみられない	• **できるだけ早く治療を開始** • 複数の検査や手技を要する可能性 • 状態の変化をモニター • バイタルサインに異常があれば，レベル2を考慮

重症度／アセスメント	看護対応
レベル4：低リスク	**迅速**
• 中等度の痛み • 次の感染徴候がみられる；膿，発熱，赤色線条，刺されてから24時間以上後での滲出液 • ダニを取り除けない，またはダニの頭が皮下に残存している • 傷痕の周りの皮膚の剝離	• 各施設の規定に基づき，待合室で再評価 • 症状緩和の手段を提供 • 簡単な検査や手技を要する可能性
レベル5：軽症	**経過観察**
• 散在するじんま疹	• 各施設の規定に基づき，待合室で再評価 • 症状緩和の手段を提供 • 診察のみでよい可能性

関連プロトコール

裂創（p.146）● 創部感染（p.154）● アレルギー反応（p.168）

Notes

ハチ刺され

Key Questions

名前 ● 年齢 ● 発症時期 ● アレルギー ● 既往歴 ● 重症度 ● 疼痛スケール ● バイタルサイン ● 酸素飽和度 ● 過去に刺され時の症状と治療

重症度／アセスメント	看護対応
レベル1：重症	蘇生
• 無呼吸，または重度の呼吸困難 • 無反応 • 蒼白，発汗，ふらつき（または衰弱） • 血圧低下 • 発語不能 • 舌または咽頭の重度の腫脹 • 酸素飽和度90%以下（酸素投与下）	• **緊急治療** • スタッフをベッドサイドに配置 • 蘇生チームの召集 • 多くの医療資源が必要
レベル2：高リスク	緊急
• 中等度の口腔の腫脹 • stridor（吸気時の上気道での狭窄音）または wheeze（呼吸時の笛様の異音）の聴取 • 嗄声（しわがれ声） • 中等度の呼吸困難 • 単語単位での会話のみ可能 • アドレナリンを必要としたアナフィラキシーの既往 • 嚥下困難 • 胸痛 • 症状の急激な進行 • 意識の変容 • 全身にわたるじんま疹 • 口腔内へのハチ刺され • 酸素飽和度94%以下（酸素投与下） • 酸素飽和度90%以下（ルームエア）	• **直ちに治療を開始** • 医師に知らせる • 多くの検査や手技が必要 • 頻回の診察が必要 • 持続モニター

重症度／アセスメント	看護対応
レベル3：中リスク	**準緊急**
• 短文での会話可能 • 嘔気，嘔吐，または脱力 • 10ヵ所以上の刺傷 • 抗ヒスタミン薬またはアドレナリン使用後の全身性じんま疹 • 中等度のwheeze • 症状は乏しいが，アドレナリンを必要としたアナフィラキシーの既往がある • 症状は乏しいが，口腔内を刺されている	• **できるだけ早く治療を開始** • 状態の変化をモニター • 複数の検査や手技を要する可能性 • バイタルサインに異常があれば，レベル2を考慮
レベル4：低リスク	**迅速**
• 長文での会話可能 • 刺された場所以外でのじんま疹または発疹 • 次の感染徴候がみられる：膿，発熱，赤色線条，刺されてから24〜48時間後の滲出液	• 各施設の規定に基づき，待合室で再評価 • 症状緩和の手段を提供 • 簡単な検査や手技を要する可能性
レベル5：軽症	**経過観察**
• 刺された場所周囲に限局した腫脹，痛み，じんま疹	• 各施設の規定に基づいて，待合室で再評価 • 症状緩和の手段を提供 • 診察のみでよい可能性

関連プロトコール

呼吸の異常（p.24）・じんま疹（p.92）・虫刺され・ダニ咬傷（p.156）・アレルギー反応（p.168）

Notes

ヘビ咬傷

Key Questions

名前 ● 年齢 ● 発症時期 ● 受傷部位 ● アレルギー ● 既往歴 ● 重症度 ● 疼痛スケール ● バイタルサイン ● 酸素飽和度 ● ヘビの種類

重症度／アセスメント	看護対応
レベル1：重症	**蘇生**
• 無呼吸，または重度の呼吸困難 • 無反応 • 蒼白，発汗，ふらつき（または衰弱） • 血圧低下 • 発語不能 • 舌または咽頭の激しい腫脹 • 酸素飽和度90%以下（酸素投与下）	• **緊急治療** • 多くの医療資源が必要 • スタッフをベッドサイドに配置 • 蘇生チームの召集
レベル2：高リスク	**緊急**
• 意識の変容 • 毒ヘビ（マムシ，ハブ，ヤマガカシなど）による咬傷 • 胸痛 • 嚥下困難または呼吸困難	• **直ちに治療を開始** • 医師に知らせる • 多くの検査や手技が必要 • 頻回の診察が必要 • 定期的なモニタリング
レベル3：中リスク	**準緊急**
• 重度の痛み • 種類不明のヘビによる咬傷 • 紫斑，発熱，蒼白，顔面のしびれ（またはちくちくする痛み） • アドレナリンを必要とした，ヘビ咬傷によるアナフィラキシーの既往	• **できるだけ早く治療を開始** • 複数の検査や手技を要する可能性 • 状態の変化をモニター • バイタルサインに異常があれば，レベル2を考慮

重症度／アセスメント	看護対応
レベル4：低リスク	**迅速**
• 中等度の痛み • 毒を持たないヘビによる複数の咬傷 • 次の感染徴候がみられる；膿，発熱，赤色線条，咬まれてから24時間以上後での滲出液 • 咬傷周囲の腫脹	• 各施設の規定に基づき，待合室で再評価 • 症状緩和の手段を提供 • 簡単な検査や手技を要する可能性
レベル5：軽症	**経過観察**
• 破傷風の予防接種の更新が必要な状態	• 各施設の規定に基づき，待合室で再評価 • 症状緩和の手段を提供 • 診察のみでよい可能性

関連プロトコール

裂創（p.146）● 創部感染（p.154）● アレルギー反応（p.168）

Notes

海洋生物咬傷

Key Questions

名前 ● 年齢 ● 発症時期 ● アレルギー ● 既往歴 ● 重症度 ● 疼痛スケール ● バイタルサイン ● 破傷風予防接種歴 ● 海洋生物の同定

重症度／アセスメント	看護対応
レベル1：**重症**	蘇生
• 無呼吸，または重度の呼吸困難 • 無反応 • 蒼白，発汗，ふらつき（または衰弱） • 血圧低下 • 発語不能	• **緊急治療** • 多くの医療資源が必要 • スタッフをベッドサイドに配置 • 蘇生チームの召集
レベル2：**高リスク**	緊急
• 意識の変容 • 拍動性出血 • 切断肢 • 胸痛または呼吸困難 • 咽頭，舌，唇の腫脹 • 受傷部位より遠位の脈を触れない	• **直ちに治療を開始** • 医師に知らせる • 多くの検査や手技が必要 • 頻回の診察が必要 • 持続モニター
レベル3：**中リスク**	準緊急
• 重度の痛み • 発汗 • 蒼白 • じんま疹 • 手足の腫脹 • 視覚の変化 • アドレナリンを必要としたアナフィラキシーの既往	• **できるだけ早く治療を開始** • 状態の変化をモニター • 複数の検査や手技を要する可能性 • バイタルサインに異常があれば，レベル2を考慮

重症度／アセスメント	看護対応
レベル4：低リスク	**迅速**
• 中等度の痛み • 電気クラゲ（カツオノエボシ）による刺傷 • 関節可動域の減少 • 棘が残っている	• 各施設の規定に基づき，待合室で再評価 • 症状緩和の手段を提供 • ナマズ，ミノカサゴ，カサゴ，ウニ，アカエイ，ヒトデ，クロハギの針の刺傷に対しては，待合室で負傷部位を温かい食塩水に30～90分浸けて鎮痛することを考慮 • 簡単な検査や手技を要する可能性
レベル5：軽症	**経過観察**
• 毒を持たない生物に咬まれ，無症状である • 破傷風の予防接種歴が不明，または予防接種から5年以上の経過	• 各施設の規定に基づき，待合室で再評価 • 症状緩和の手段を提供 • 診察のみでよい可能性

関連プロトコール

裂創（p.146）・刺創（p.148）・創部感染（p.154）・アレルギー反応（p.168）

Notes

動物・ヒト咬傷

Key Questions

名前 ● 年齢 ● 発症時期 ● 受傷部位 ● アレルギー ● 既往歴 ● 重症度 ● 疼痛スケール ● バイタルサイン ● 破傷風予防接種歴

重症度／アセスメント	看護対応
レベル 1：重症	**蘇生**
• 無呼吸，または重度の呼吸困難 • 脈なし • 無反応	• **緊急治療** • 多くの医療資源が必要 • スタッフをベッドサイドに配置 • 蘇生チームの召集
レベル 2：高リスク	**緊急**
• 意識の変容 • 拍動性出血 • 複数の大きな傷 • 呼吸困難または嚥下困難	• **直ちに治療を開始** • 医師に知らせる • 多くの検査や手技が必要 • 頻回の診察が必要 • 持続モニター
レベル 3：中リスク	**準緊急**
• 重度の痛み • 大きな傷	• **できるだけ早く治療を開始** • 複数の検査や手技を要する可能性 • 状態の変化をモニター • バイタルサインに異常があれば，レベル 2 を考慮
レベル 4：低リスク	**迅速**
• 中等度の痛み • 安定した傷 • 擦過傷 • 次の感染徴候がみられる：膿，発熱，赤色線条，刺されてから 24～48 時間後の滲出液 • 慢性疾患の既往	• 各施設の規定に基づき，待合室で再評価 • 症状緩和の手段を提供 • 簡単な検査や手技を要する可能性

重症度／アセスメント	看護対応
レベル 4：低リスク（つづき）	**迅速**
• 止血されている傷 • 狂犬病感染の可能性	
レベル 5：軽症	**経過観察**
• 傷がない • 破傷風の予防接種歴が不明，または予防接種から 5 年以上の経過	• 各施設の規定に基づき，待合室で再評価 • 症状緩和の手段を提供 • 診察のみでよい可能性

関連プロトコール

裂創（p.146）● 刺創（p.148）● 創部感染（p.154）

Notes

訳注：オタワ足関節ルール

① 足関節Ｘ線撮影（正面・側面・mortise view〔果間関節窩像〕）は以下のいずれかがあれば行う。

1．外果先端（腓骨）より６センチまで後方に圧痛がある

2．内果先端（脛骨）より６センチまで後方に圧痛がある

3．受傷直後および来院時に患肢で４歩以上歩けない

② 足部Ｘ線撮影（正面・斜位）は以下のいずれかがあれば行う。

1．第五中足骨基底部に圧痛がある

2．舟状骨に圧痛がある

3．受傷直後および来院時に患肢で４歩以上歩けない

第9部
外因性

アレルギー反応

? Key Questions

名前 ● 年齢 ● 発症時期 ● アレルギー ● 既往歴 ● 重症度 ● 疼痛スケール ● 疑われる原因 ● バイタルサイン ● 酸素飽和度 ● 使用薬

重症度／アセスメント	看護対応
レベル1：**重症**	**蘇生**
• 重度の呼吸困難 • 無反応 • 蒼白，発汗，ふらつき（または衰弱） • 発語不能 • 舌または喉頭の重度の腫脹 • 血圧低下 • 酸素飽和度90%以下（酸素投与下）	• **緊急治療** • スタッフをベッドサイドに配置 • 蘇生チームの召集 • 多くの医療資源が必要
レベル2：**高リスク**	**緊急**
• 中等度の口腔内の腫脹 • stridor（吸気時の上気道での狭窄音）またはwheeze（呼吸時の笛様の異音）の聴取可能 • 嗄声（しわがれ声） • 中等度の呼吸困難 • 単語単位での会話のみ可能 • アドレナリンを必要としたアナフィラキシーの既往 • 嚥下困難 • 胸痛 • 症状の急速進行 • 意識の変容 • 体中のじんま疹 • 酸素飽和度94%以下（酸素投与下） • 酸素飽和度90%以下（ルームエア）	• **直ちに治療を開始** • 医師に知らせる • 多くの検査や手技が必要 • 頻回の診察が必要 • 持続モニター

重症度／アセスメント	看護対応
レベル3：中リスク	**準緊急**
• 抗ヒスタミン薬またはアドレナリン使用後も持続する症状 • 軽度の口腔内腫脹 • 軽度の呼吸困難 • 短文での会話可能 • 嘔気，嘔吐，または下痢の持続 • 体表の50%以上にわたるじんま疹 • 発熱または重度の痛み	• **できるだけ早く治療を開始** • 状態の変化をモニター • 待合室で呼吸治療が必要な可能性 • 複数の検査や手技を要する可能性 • バイタルサインに異常があれば，レベル2を考慮
レベル4：低リスク	**迅速**
• アレルゲンとの接触 • 長文での会話可能 • 大きな部位でのじんま疹 • 中等度の痛み	• 各施設の規定に基づき，待合室で再評価 • 症状緩和の手段を提供 • 簡単な検査や手技を要する可能性
レベル5：軽症	**経過観察**
• 発疹の持続 • 気道に問題なし • 薬物反応の疑い • 小さな部位でのじんま疹 • 顔面または四肢での軽度の腫脹	• 各施設の規定に基づき，待合室で再評価 • 症状緩和の手段を提供 • 診察のみでよい可能性

関連プロトコール

呼吸の異常（p.24）● 喘息（p.28）● じんま疹（p.92）● ハチ刺され（p.158）

Notes

中毒・暴露・服用

Key Questions

名前 ● 年齢 ● 体重 ● 発症時期 ● 量 ● 摂取後の嘔吐 ● アレルギー ● 既往歴 ● 使用薬 ● 疼痛スケール ● バイタルサイン ● 酸素飽和度 ● 中毒となった薬物名(もし判明すれば)

重症度／アセスメント	看護対応
レベル1：重症	**蘇生**
• 無呼吸，または重度の呼吸困難 • 脈なし • 無反応 • けいれん重積状態	• **緊急治療** • スタッフをベッドサイドに配置 • 蘇生チームの召集 • 多くの医療資源が必要 • 中毒センター(次頁訳注参照)へ連絡
レベル2：高リスク	**緊急**
• 意識の変容 • 傾眠 • 胸痛 • 最近のけいれん，または発作後 • wheeze(呼吸時の笛様の異音)，stridor(吸気時の上気道での狭窄音)，息切れ • 酸，アルカリ，または炭化水素剤の経口摂取 • 口唇または舌の熱傷 • チアノーゼ • 不安定なバイタルサイン • 自殺企図 • 縮瞳または散瞳 • 一酸化炭素の暴露 • 大量破壊兵器剤(核・生物・化学兵器)への暴露が強く疑われ，有症状である • 過剰な流涎，発汗，反射亢進 • 40℃以上の発熱 • 空いた薬瓶や危険物とともに発見された子ども	• **直ちに治療を開始** • 医師に知らせる • 多くの検査や手技が必要 • 頻回の診察が必要 • 持続モニター • 中毒センター(次頁訳注参照)へ連絡 • 各施設の規定に基づき，静脈ラインの確保・心電図検査を行う • 自殺企図であれば，ベッドが使用できるようになるまで監視下に置く • もし，同症状の患者が多数いれば，大量破壊兵器剤への暴露を考慮し，各施設の規定に基づき，除染を開始する

重症度／アセスメント	看護対応
レベル3：中リスク	**準緊急**
• 重度の痛み • 嘔気，嘔吐，下痢 • 腹痛 • 頭痛 • 運動失調 • めまい，またはふらつき • 精神科疾患の既往歴 • 認知機能障害 • 易刺激性 • 呼気や着衣からの化学物質の臭い	• **できるだけ早く治療を開始** • 複数の検査や手技を要する可能性 • 状態の変化をモニター • バイタルサインに異常があれば，レベル2を考慮 • 中毒センター（下記訳注参照）へ連絡
レベル4：低リスク	**迅速**
• 中等度の痛み • ウルシやツタウルシとの接触，かつじんま疹や発疹	• 各施設の規定に基づき，待合室で再評価 • 症状緩和の手段を提供 • 簡単な検査や手技を要する可能性 • 中毒センター（下記訳注参照）へ連絡
レベル5：軽症	**経過観察**
• 市販薬を通常使用量の2倍量で内服 • 患者や親が心配しているものの，症状はない	• 各施設の規定に基づき，待合室で再評価 • 症状緩和の手段を提供 • 診察のみでよい可能性 • 中毒センター（下記訳注参照）へ連絡

9 外因性

関連プロトコール

自殺行動（p.54）・虫刺され・ダニ咬傷（p.156）・ヘビ咬傷（p.160）・海洋生物咬傷（p.162）・アルコールや薬物の乱用・依存（p.172）

関連付表

O 生物剤・化学剤（p.225）・M 乱用薬物（p.214）・N 中毒（p.219）

訳注：日本の中毒センター　大阪：072-726-9923（医療機関専用有料電話：1件につき2,000円）
つくば：029-851-9999（医療機関専用有料電話：1件につき2,000円）

アルコールや薬物の乱用・依存

Key Questions

名前 ● 年齢 ● 発症時期 ● アレルギー ● 既往歴 ● 使用薬 ● 疼痛スケール ● バイタルサイン ● アルコール習慣および薬物使用歴 ● 量と頻度 ● 最後の服用からの経過時間

重症度／アセスメント	看護対応
レベル1：重症	**蘇生**
• 無呼吸，または重度の呼吸困難 • 蒼白，発汗，ふらつき（または衰弱） • 無反応 • 脈なし	• **緊急治療** • 多くの医療資源が必要 • スタッフをベッドサイドに配置 • 蘇生チームの召集
レベル2：高リスク	**緊急**
• アルコールまたは薬物作用下での頻脈，胸痛，呼吸困難，動揺，めまい • 自分自身や他人を傷つけるおそれ • 自殺行動 • 過量摂取 • 意識の変容	• **直ちに治療を開始** • 医師に知らせる • 多くの検査や手技が必要 • 頻回の診察が必要 • 持続モニター • 自殺企図の患者は監視下に置く
レベル3：中リスク	**準緊急**
• 動悸 • 次の離脱（禁断）症状の徴候；頻脈，発汗，発熱，幻聴/幻覚，または妄想 • 極度の不安，恐怖感，激越 • 重度の痛み • 幻覚または妄想の新規発症 • 未実行の自殺願望	• **できるだけ早く治療を開始** • 各施設の規定に基づき，リエゾンに連絡 • 状態の変化をモニター • 複数の検査や手技を要する可能性 • バイタルサインに異常があれば，レベル2を考慮 • 自殺企図の患者は監視下に置く

重症度／アセスメント	看護対応
レベル4：低リスク	**迅速**
• 過換気 • 大量の発汗 • 急性の不安 • 知覚の異常 • 精神機能障害	• 紙袋の提供，および必要に応じて呼吸の抑制を指導 • 各施設の規定に基づき，待合室で再評価 • 症状緩和の手段を提供 • 簡単な検査や手技を要する可能性 • 患者への目視維持
レベル5：軽症	**経過観察**
• 身体所見なし • 断続的な受診歴，および両親の検査希望 • 依存状態からの助けを求めている	• 各施設の規定に基づき，待合室で再評価 • 症状緩和の手段を提供 • 診察のみでよい可能性 • ソーシャルワーカーへの相談が必要な可能性

関連プロトコール

意識の変容(p.10) ● 胸痛(p.18) ● 不安(p.48)

関連付表

M 乱用薬物(p.214)

Notes

耳異物

Key Questions

名前・年齢・発症時期・異物の同定・既往歴・使用薬・アレルギー・疼痛スケール・バイタルサイン

重症度／アセスメント	看護対応
レベル1：重症 • 重度の呼吸困難 • 無反応 • 蒼白，発汗，ふらつき（または衰弱）	**蘇生** • **緊急治療** • スタッフをベッドサイドに配置 • 蘇生チームの召集 • 多くの医療資源が必要
レベル2：高リスク • 意識の変容 • 異物（昆虫）の移動による興奮状態 • 異物による耳損傷 • 髄液耳漏	**緊急** • **直ちに治療を開始** • 医師に知らせる • 多くの検査や手技が必要 • 頻回の診察が必要 • 持続モニター
レベル3：中リスク • 重度の痛み • 異物を除去できない • 患側の顔面神経麻痺 • 協調運動の障害	**準緊急** • **できるだけ早く治療を開始** • 状態の変化をモニター • 複数の検査や手技を要する可能性 • バイタルサインに異常があれば，レベル2を考慮
レベル4：低リスク • 異物除去が簡単である • 不快の持続 • 聴力喪失 • 30分以上持続する出血 • 耳垂（耳たぶ）の裂創 • 耳垂の重度の腫脹 • 外耳の発赤および腫脹	**迅速** • 各施設の規定に基づき，待合室で再評価 • 症状緩和の手段を提供 • 簡単な検査や手技を要する可能性

重症度／アセスメント	看護対応
レベル5：軽症	経過観察
• 患者や親が心配しているものの，異物は除去されている	• 各施設の規定に基づき，待合室で再評価 • 症状緩和の手段を提供 • 診察のみでよい可能性

関連プロトコール

耳の異常（p.60）● 裂創（p.146）

Notes

異物誤飲

Key Questions

名前 ● 年齢 ● 発症時期 ● 重症度 ● 中毒の考慮 ● 誤飲した異物/物質 ● バイタルサイン ● 使用薬

重症度／アセスメント	看護対応
レベル1：重症	**蘇生**
• 無呼吸，または重度の呼吸困難 • 脈なし • 無反応	• **緊急治療** • スタッフをベッドサイドに配置 • 蘇生チームの召集 • 多くの医療資源が必要
レベル2：高リスク	**緊急**
• 意識の変容 • 過剰の唾液分泌，流涎，または空嘔吐 • 咳嗽，窒息，または呼吸苦 • 口唇または舌の熱傷 • 腐食性物質に関連した嘔吐 • 自殺行動 • 呼吸困難 • 吐血 • 流涎 • 胸痛 • 有毒物質	• **直ちに治療を開始** • 医師に知らせる • 必要に応じて中毒情報センターに連絡(p.171 訳注を参照) • 多くの検査や手技が必要 • 頻回の診察が必要 • 持続モニター • 自殺企図患者はベッドが空くまで監視下に置く
レベル3：中リスク	**準緊急**
• 重度の痛み • 嘔気および嘔吐 • 嚥下困難 • 鋭利な異物 • 腹部膨満 • 小児の場合，内服物が1円玉(直径20 mm)より大きい • 成人の場合，内服物が10円玉(直径23.5 mm)より大きい	• **できるだけ早く治療を開始** • 異物が不明の場合，家族か救急スタッフが異物の同定に努める • 糞便中の異物確認を本人か家族に指導する • 複数の検査や手技を要する可能性 • 状態の変化をモニター • バイタルサインに異常があれば，レベル2を考慮

重症度／アセスメント	看護対応
レベル4：低リスク	**迅速**
• 中程度の痛み • 疑わしい病歴または異物感	• 各施設の規定に基づき，待合室で再評価 • 症状緩和の手段を提供 • 簡単な検査や手技を要する可能性
レベル5：軽症	**経過観察**
• 小さな木片やプラスチック，または鋭利でないガラス • 内服物が1円玉（直径20mm）より小さい • 患者や親が心配しているものの，症状はない	• 各施設の規定に基づき，待合室で再評価 • 症状緩和の手段を提供 • 診察のみでよい可能性

関連プロトコール

腹痛（p.32） ● 小児の腹痛（p.134） ● 異物吸入（p.178）

Notes

異物吸入

Key Questions

名前 ● 年齢 ● 発症時期 ● アレルギー ● 既往歴 ● 重症度 ● 疼痛スケール ● 吸入した物質 ● 使用薬 ● 酸素飽和度 ● バイタルサイン

重症度／アセスメント	看護対応
レベル1：重症	蘇生
・チアノーゼ ・無反応 ・発語不能 ・酸素飽和度90％以下（酸素投与下） ・脈なし ・窒息	・**緊急治療** ・スタッフをベッドサイドに配置 ・蘇生チームの召集 ・多くの医療資源が必要
レベル2：高リスク	緊急
・意識の変容 ・呼吸困難 ・stridor（吸気時の上気道での狭窄音） ・wheeze（呼吸時の笛様の異音） ・著しい咳嗽 ・流涎 ・奇異呼吸 ・単語単位での会話のみ可能 ・酸素飽和度90％以下（ルームエア） ・酸素飽和度94％以下（酸素投与下） ・蒼白，発汗 ・呼吸音の左右差	・**直ちに治療を開始** ・医師に知らせる ・多くの検査や手技が必要 ・頻回の診察が必要 ・持続モニター

重症度／アセスメント	看護対応
レベル3：中リスク	準緊急
• 発熱 • 重度の痛み • ふらつき • 片側のwheeze • 呼気性のweheeze • 鼻孔拡大 • 短文での会話可能	• **できるだけ早く治療を開始** • 状態の変化をモニター • 複数の検査や手技を要する可能性 • バイタルサインに異常があれば，レベル2を考慮
レベル4：低リスク	迅速
• 呼吸異常を伴わない異物感 • 長文での会話可能	• 各施設の規定に基づき，待合室で再評価 • 症状緩和の手段を提供 • 簡単な検査や手技を要する可能性
レベル5：軽症	経過観察
• 患者や親が心配しているものの，症状はない • 酸素飽和度95%以上(ルームエア)	• 各施設の規定に基づき，待合室で再評価 • 症状緩和の手段を提供 • 診察のみでよい可能性

関連プロトコール

呼吸の異常(p.24)　喘息(p.28)　異物誤飲(p.176)

Notes

直腸・膣異物

Key Questions

名前 ● 年齢 ● 発症時期 ● アレルギー ● 既往歴 ● 重症度 ● 疼痛スケール ● バイタルサイン ● 異物の種類 ● 使用薬

重症度／アセスメント	看護対応
レベル1：重症	**蘇生**
• 無反応 • 蒼白，発汗，混乱(または衰弱) • 武器による激しい攻撃(例：ナイフ，鈍器) • 重度の呼吸困難	• **緊急治療** • 多くの医療資源が必要 • スタッフをベッドサイドに配置 • 蘇生チームの召集
レベル2：高リスク	**緊急**
• 直腸または膣からの重度の出血 • 発熱，かつ収縮期血圧100 mmHg以下 • 暴行に伴う多発外傷 • 重度の腹痛 • 意識の変容 • 異物による直腸または膣の外傷	• **直ちに治療を開始** • 医師に知らせる • 多くの検査や手技が必要 • 頻回の診察が必要 • 持続モニター
レベル3：中リスク	**準緊急**
• 尿閉または血尿 • 直腸または膣からの中等度の出血 • 異物除去不能 • 高熱，悪寒，嘔気，または嘔吐 • 体動に伴う腹痛 • 性的虐待の疑い • 鋭利な異物の挿入	• **できるだけ早く治療を開始** • 状態の変化をモニター • 複数の検査や手技を要する可能性 • バイタルサインに異常があれば，レベル2を考慮 • 性的虐待が疑われ，かつ加害者がいれば，レベル2とする

重症度／アセスメント	看護対応
レベル4：低リスク	**迅速**
• 直腸または膣の膨満感 • 直腸または膣の痛み • 直腸周囲の膿瘍 • タンポンまたはコンドームの残存 • 直腸または膣からの少量の出血 • 糞便の通過障害	• 各施設の規定に基づき，待合室で再評価 • 症状緩和の手段を提供 • 簡単な検査や手技を要する可能性
レベル5：軽症	**経過観察**
• 異物の可能性があるが，その徴候や症状はない	• 各施設の規定に基づき，待合室で再評価 • 症状緩和の手段を提供 • 診察のみでよい可能性

関連プロトコール

直腸の異常（p.72） ● 不正性器出血（p.112） ● 性的暴行（p.126）

Notes

皮膚異物

Key Questions

名前 ● 年齢 ● 発症時期 ● アレルギー ● 使用薬 ● 既往歴 ● 重症度 ● 疼痛スケール ● バイタルサイン ● 破傷風

重症度／アセスメント	看護対応
レベル1：重症	**蘇生**
• 無反応 • 無呼吸，または重度の呼吸困難 • 蒼白，発汗，混乱（または衰弱）	• **緊急治療** • スタッフをベッドサイドに配置 • 蘇生チームの動員 • 多くの医療資源が必要
レベル2：高リスク	**緊急**
• 発熱かつバイタルサインの異常（収縮期血圧100 mmHg以下） • 釣針が眼球に迷入 • 損傷部からの激しい出血 • 意識の変容 • 物が貫通し，呼吸困難を伴う	• **直ちに治療を開始** • 医師に知らせる • 多くの検査や手技が必要 • 頻回の診察が必要 • 持続モニター
レベル3：中リスク	**準緊急**
• 顔面に貫通物があるが，呼吸異常は伴わない • 重度の痛み • 異物が関節内に迷入 • 異物が深く迷入 • 異物による靭帯，神経，または血管の損傷 • 高度の不安 • 異物が顔面に付着（例：眼瞼）	• **できるだけ早く治療を開始** • 複数の検査や手技を要する可能性 • 状態の変化をモニター • 各施設の規定に基づき，金属異物をX線で同定 • 異物迷入部を濡らさない • バイタルサインに異常があれば，レベル2を考慮

重症度／アセスメント	看護対応
レベル4：低リスク	**迅速**
• 除去不能の釣針 • 少量の出血，または感覚・機能不全を伴わない異物 • 中等度の痛み • 異物が皮膚に付着（例：タール，強力接着剤） • 次の感染徴候がみられる：発赤，発熱，疼痛，赤色線条，熱感，膿	• 症状緩和の手段を提供 • 各施設の規定に基づき，待合室で再評価 • 簡単な検査や手技を要する可能性
レベル5：軽症	**経過観察**
• わずかな痛み • 耳垂または他の重要でない構造物におけるピアス • 患者や親が心配しているものの，症状はない	• 症状緩和の手段を提供 • 各施設の規定に基づき，待合室で再評価 • 診察のみでよい可能性

関連プロトコール

裂創（p.146）・創部感染（p.154）

Notes

ボディアート(ピアス・入墨)の合併症

Key Questions

名前 ● 年齢 ● 発症時期 ● アレルギー ● 既往歴(感染症を含む) ● 重症度 ● 疼痛スケール ● バイタルサイン ● 酸素飽和濃度 ● ピアス・入墨の位置 ● ピアス・入墨を施した人(プロまたは素人) ● ピアス・入墨をした日 ● 予防接種歴(ジフテリア,破傷風,B 型肝炎)

重症度／アセスメント	看護対応
レベル1：**重症**	**蘇生**
• 無呼吸,または重度の呼吸困難 • 脈なし • 無反応 • 蒼白,発汗,ふらつき(または衰弱)	• **緊急治療** • スタッフをベットサイドに配置 • 蘇生チームの召集 • 多くの医療資源が必要 • 頸椎固定,ショックパンツ,挿管,副子,尿道カテーテル,除細動器などの邪魔となるピアスを外す • ピアスを外すときは,ワイヤーカッターの使用を避ける
レベル2：**高リスク**	**緊急**
• 意識の変容 • 発熱,低血圧,頻脈,衰弱 • 胸痛 • ピアスの刺入部が裂け,圧迫でも止血できない	• **直ちに治療を開始** • 医師に知らせる • 多くの検査や手技が必要 • 頻回の診察が必要 • 持続モニター • 頸椎固定,ショックパンツ,挿管,副子,尿道カテーテル,除細動器などの邪魔となるピアスを外す • ピアスを外すときは,ワイヤーカッターの使用を避ける

重症度／アセスメント	看護対応
レベル3：中リスク	**準緊急**
• 重度の痛み • 皮膚が発赤し皮がむけている • 皮膚が発赤し触ると温かい，かつ発熱 • 発熱，悪寒，全身倦怠感，または頭痛 • 嘔吐，腹痛，黄疸 • ピアスの刺入部が裂けているが，止血が可能 • 口付近の装飾品の誤飲 • リンパ節腫脹と発熱	• **できるだけ早く治療を開始** • 複数の検査や手技を要する可能性 • 状態の変化をモニター • もし可能なら，ピアスをそのままにしておく • バイタルサインに異常があれば，レベル2を考慮
レベル4：低リスク	**迅速**
• 中等度の痛み • 皮膚の発赤，触ると温かい，腫脹，または赤色線条(発熱なし) • ピアスの刺入部に装飾品が入り込み見えない • リンパ節腫脹 • ピアスまたは入墨の周囲部の疼痛や硬結	• 各施設の規定に基づき，待合室で再評価 • 症状緩和の手段を提供 • 簡単な検査や手技を要する可能性 • もし可能なら，ピアスをそのままにしておく
レベル5：軽症	**経過観察**
• ピアス·入墨の後悔(患者や両親から除去してほしいとの要求) • 患者や両親が新しいピアスや入墨に対して心配しているものの，特に症状はない	• 各施設の規定に基づき，待合室で再評価 • 症状緩和の手段を提供 • 診察のみでよい可能性

関連プロトコール

裂創(p.146) ● 創部感染(p.154)

関連付表

Q ボディピアスの合併症(p.256)

経管栄養チューブの異常

Key Questions

名前 ● 年齢 ● 既往歴 ● 発症時期 ● チューブのタイプ ● チューブの留置期間 ● 疼痛スケール ● バイタルサイン

重症度／アセスメント	看護対応
レベル1：重症	**蘇生**
• 無呼吸，または重度の呼吸困難 • 無反応 • 蒼白，発汗，ふらつき（または衰弱）	• **緊急治療** • スタッフをベッドサイドに配置 • 蘇生チームの召集 • 多くの医療資源が必要
レベル2：高リスク	**緊急**
• 意識の変容 • チューブを通して，またはチューブの位置からの重度の出血	• **直ちに治療を開始** • 医師に知らせる • 多くの検査や手技が必要 • 頻回の診察が必要 • 持続モニター
レベル3：中リスク	**準緊急**
• 重度の痛み • チューブ挿入部位の腫脹，出血，悪臭のある化膿性の排液	• **できるだけ早く治療を開始** • 状態の変化をモニター • 複数の検査や手技を要する可能性 • バイタルサインに異常があれば，レベル2を考慮
レベル4：低リスク	**迅速**
• 中等度の痛み • 挿入部位に感染徴候がみられる：軽度発赤，腫脹，痛み，赤色線条，または滲出液 • 栄養チューブの抜去	• 各施設の規定に基づき，待合室で再評価 • 症状緩和の手段を提供 • 簡単な検査や手技を要する可能性

重症度／アセスメント	看護対応
レベル5：軽症	経過観察
• 栄養剤または薬剤を投与した後，チューブが頻回に詰まる • 家庭でのチューブケア対策では詰まりの防止ができない • チューブの位置が違う可能性あり • 栄養チューブの詰まり • 症状なし	• 各施設の規定に基づき，待合室で再評価 • 症状緩和の手段を提供 • 診察のみでよい可能性

Notes

尿道カテーテルの異常

Key Questions

名前 ● 年齢 ● 発症時期 ● アレルギー ● 使用薬 ● 既往歴 ● 重症度 ● 疼痛スケール ● バイタルサイン ● カテーテル挿入日

重症度/アセスメント	看護対応
レベル1：重症	**蘇生**
• 重度の呼吸困難 • 蒼白，発汗，ふらつき（または衰弱） • 脈なし • 無反応	• **緊急治療** • スタッフをベッドサイドに配置 • 蘇生チームの召集 • 多くの医療資源が必要
レベル2：高リスク	**緊急**
• 意識の変容 • 側腹部/腹部/背部の重度の痛み，かつ39℃以上の発熱 • カテーテルからの大量の鮮血尿	• **直ちに治療を開始** • 医師に知らせる • 多くの検査や手技が必要 • 頻回の診察が必要 • 持続モニター
レベル3：中リスク	**準緊急**
• 重度の痛み • 著しい血尿 • カテーテルからの一時的な血塊 • 痛みのある，拡張した膀胱 • 8時間以上排尿がない • 外科的に留置したカテーテル，または抜去したチューブ	• **できるだけ早く治療を開始** • 複数の検査や手技を要する可能性 • 状態の変化をモニター • バイタルサインに異常があれば，レベル2を考慮

重症度／アセスメント	看護対応
レベル4：低リスク	**迅速**
• 中等度の痛み • 最近の泌尿器手術 • 抗血栓薬の内服，かつピンクまたは赤色の尿 • 尿道近くの皮膚過敏 • 濁った悪臭のある尿 • 38℃以上の発熱	• 各施設の規定に基づき，待合室で再評価 • 症状緩和の手段を提供 • 簡単な検査や手技を要する可能性
レベル5：軽症	**経過観察**
• カテーテルからの漏れ • 軽度の不快感	• 各施設の規定に基づき，待合室で再評価 • 症状緩和の手段を提供 • 診察のみでよい可能性

関連プロトコール

発熱（p.4）・腹痛（p.32）・排尿障害（p.42）・小児の腹痛（p.134）

Notes

付　表

付表A

PQRSTTアセスメントガイド

P＝Provoking factors(誘因)
- 症状(疼痛や呼吸苦など)を悪化させるのは何か？
- 症状を良くさせるのは何か？
- 外傷はあるか？

Q＝Quality of pain(痛みの性状)
- どのように感じるか？
- 患者がその痛みを表現するのに，焼けるような，刺すような，圧迫されるような，裂けるような，などの表現を使うか？

R＝Region/Radiation(位置/放散)
- 痛みはどこにあるか？
- 痛みは一点に集中しているか？
- 痛みは一点から始まり，他部位に移動するか？
- 痛みの部位を指で指し示すことができるか，患者に尋ねる。

S＝Severity of pain(痛みの強さ)
- 痛みを10段階で評価し，1を最も軽度，10を最も重度とした場合，患者は痛みの程度をいくつと評価するか？

T＝Time
- いつから始まったか？
- どのくらい続いたか？
- いつ終わったか？
- 以前に同様の症状はあったか？

T＝Treatment(治療)
- 患者はこの治療のために何か薬剤を使用したか？
- 最後の内服はいつだったか？
- 何らかの治療を受けたことがあるか？
- 治療効果はあったか？

付表 B

小児のバイタルサイン：正常範囲

年齢	呼吸数	心拍数	収縮期血圧	体重(kg)
新生児	30〜50	120〜160	50〜70	2〜3
乳児(1〜12ヵ月)	20〜30	80〜140	70〜100	4〜10
幼児(1〜3歳)	20〜30	80〜130	80〜110	10〜14
就学前幼児(3〜5歳)	20〜30	80〜120	80〜110	14〜18
学童(6〜12歳)	18〜25	70〜110	85〜120	20〜42
青年(13歳以上)	20〜30	55〜110	100〜120	>50

留意点：

- 患者の正常範囲を常に考慮すべきである。
- 心拍数，血圧，呼吸数は発熱やストレスにより増加する。
- 乳児の呼吸数はきっちり60秒間測定すべきである。
- 臨床的に代償機能が破綻した乳児では，血圧は最後に変化する。よって，血圧が正常値であるからといって，患者の状態が安定していると判断してはならない。
- 小児の徐脈は，たいてい低酸素血症を示しており，予後不良なサインである。このような患児は非常に重篤な状態であり，すぐに対処すべきである。

付表C

イブプロフェンの用量表*

体重 (kg)	投与量 (mg)	処方方法 滴下 (50mg/1.25mL)	シロップ (100mg/5mL)	咀嚼錠 (50mg)	小児用錠 (100mg)	成人用錠 (200mg)
2.5	25	0.625mL	—	—	—	—
2.6～5	50	1.25mL	2.5mL	1錠	—	—
5～7.5	75	1.875mL	3.75mL	1.5錠	—	—
7.6～10	100	2.5mL	5.0mL	2錠	1錠	—
11～12	125	3mL	6.25mL	2.5錠	—	—
13～15	150	3.75mL	7.5mL	3錠	1.5錠	—
16～17	175	—	8.75mL	3.5錠	—	—
18～20	200	—	10mL	4錠	2錠	1錠
21～25	250	—	12.5mL	5錠	2.5錠	—
26～30	300	—	15mL	6錠	3錠	1.5錠
31～35	350	—	17.5mL	7錠	3.5錠	—
36～40	400	—	20mL	8錠	4錠	2錠
41～45	450	—	—	—	4.5錠	—
46～50	500	—	—	—	5錠	2.5錠
51～55	550	—	—	—	5.5錠	—
>56～60	600	—	—	—	6錠	3錠

*6ヵ月未満の乳児や小児の水痘患者へのイブプロフェン投与は禁忌

訳注：低出生体重児，新生児，乳児または4歳以下の幼児に対する安全性は確立されていない

付表D

アセトアミノフェンの用量表

体重(Kg)	投与量(mg)	処方方法				
		滴下(80mg/0.8mL)	シロップ(160mg/mL)	咀嚼錠(80mg)	咀嚼錠(160mg)	成人用錠(325mg)
<5.9	40	0.5滴 (0.4mL)	1.25mL	—	—	—
5.9～9	80	1滴 (0.8mL)	2.5mL	—	—	—
9～11	120	1.5滴 (1.2mL)	3.75mL	—	—	—
12～15	160	2滴 (1.6mL)	5mL	2錠	—	—
16～19	240	3滴 (2.4mL)	7.5mL	3錠	1.5錠	—
20～28	320	—	10mL	4錠	2錠	1錠
28～35	400	—	12.5mL	5錠	2.5錠	—
36～40	480	—	15mL	6錠	3錠	—
41～45	560	—	17.5mL	7錠	3.5錠	—
46～50	650	—	20mL	—	4錠	2錠
51～55	825	—	25mL	—	5錠	—
56～60	900	—	28mL	—	5.5錠	—
61～65	975	—	30mL	—	6錠	3錠
>65						

訳注：低出生体重児，新生児および3ヵ月未満の乳児に対する使用経験が少なく，安全性は確立されていない

付表E

腹痛の鑑別診断

可能な診断	徴候・症状
腹部大動脈瘤	破裂または切迫するまでは無症状 腹部，側腹部，背部での突発性で強い疼痛 拍動性腹部腫瘤，下肢の斑点，ショック症状
虫垂炎（盲腸炎）	1～2日間の心窩部から臍周囲へ放散痛 右腸骨陵から臍までの右下腹部周囲に限局する痛み 食欲低下，嘔気/嘔吐，発熱，頻脈，蒼白，腹膜刺激徴候 階段昇降時や歩行時に増強する痛み
腸閉塞	強く，鋭く，刺し込むような腹痛 嘔吐，便秘，血圧低下，頻脈，腹部膨満，腸蠕動亢進，発熱
胆嚢炎	右上腹部から心窩部にかけての疝痛様の不快感 肩や背部に放散する痛み 嘔気/嘔吐，発熱，頻脈，頻呼吸，筋性防御，黄疸，倦怠感
胆石	右上腹部，主に季肋部の持続する強い差し込むような痛み 痛みが食後3～6時間後に始まることが多い 放散痛は肩甲骨，背部，右肩に生ずる 嘔気/嘔吐，胃のもたれ，軽度から中等度の黄疸
便秘	臨床的な定義は，週3回未満の排便 患者によって症状の解釈はさまざま 疲労，腹部不快，頭痛，腰痛，食欲不振，落ち着きのなさ
十二指腸，空腸，回腸血腫	腹部の強打による すぐに上腹部周囲に広がる
精巣上体炎（副睾丸炎）	精巣上体の感染あるいは炎症 精巣上体の腫脹と増大，突然の精索の腫脹，発熱，排尿困難，尿道分泌物
腸重積	急性の発作的な腹痛，間欠痛 イチゴゼリー状便，粘液便，または直腸出血 発熱，傾眠，嘔吐（食物，粘液，便状），脱水
睾丸炎	精巣の炎症あるいは感染 陰嚢の激しい腫脹と疼痛，排尿困難，尿道分泌物，発熱，鼠径/下腹部の違和感，急病

（次頁へつづく）

可能な診断	徴候・症状
膵炎	強く定常的な，中背部に放散する上中腹部痛 仰臥位で横になると増悪する痛み，横になって膝を抱え込むと緩解する 嘔気/嘔吐，発熱，蒼白，低血圧，頻脈，頻呼吸，落ち着きのなさ，倦怠感，脂肪便または腐った匂いの便，腹部膨満，肺雑音
腹膜炎	徐々に増強し，動くと増悪する強い痛み 車の運転，階段の昇降，片足ジャンプで増強する痛み 肩，背部，胸部に放散する痛み 嘔気/嘔吐，発熱，腹部膨満，硬直，圧痛
腎結石	石の位置が痛みと関連する：側腹部，下腹部，腰部，鼠径部，精巣，尿道または尿道口 石の場所により様々な場所へ放散する痛み 嘔気/嘔吐，蒼白，発汗，著明な不穏，脱水
卵巣囊腫破裂	運動や性交に関連した，突然の強い下腹部片側の疼痛 月経不順，嘔吐，腹水，腹膜炎症状
子宮外妊娠	間欠的な腹部全体の痛み 肩への放散痛 不正性器出血，失神，めまい，腹膜炎症状またはショック症状
尿路感染症	下腹部または骨盤部の疼痛 排尿時の灼熱感，頻尿，切迫，血尿，悪臭尿，膀胱れん縮
膀胱炎	排尿困難，頻尿，切迫尿，発熱，血尿
腎盂腎炎	側腹部痛または背部痛 頻尿，排尿困難，発熱，倦怠感，嘔気/嘔吐，戦慄
前立腺炎	会陰痛，腰痛・背部痛 頻尿，排尿困難，発熱，倦怠感，尿道分泌，前立腺腫脹
精巣捻転	片側精巣の突然の強い痛み 嘔気/嘔吐，発熱，精巣の腫瘤
潰瘍(胃，十二指腸，食道)	心窩部または中背部の疝痛，焼けるような，圧迫されるような痛み 痛みの強度は様々で，しばしば食後1～3時間で発症し，夜間に増悪する 嘔気/嘔吐，吐血，筋性防御，腸蠕動の低下や消失

付表

付表F

胸痛の鑑別診断

臓器	原因	特徴
心血管	心筋梗塞	痛みは，うずく，圧迫される，絞られる，焼ける，締めつけられると表現される 強度：漠然としたものから強いものまである 痛みの部位は鎖骨下，心窩部あるいは肩峰に及ぶ頸部，顎，腕，背部に放散する 女性は嘔気，疲労，息切れを主訴とすることもある 糖尿病性神経症の患者は漠然とした痛みのみ訴えることもある
	動脈瘤	強く持続し焼けるような痛みとして表現される 背部，頸部，肩に放散する痛み 随伴する徴候・症状：低血圧，発汗，失神
	狭心症	痛みは，絞られる，圧迫される，締めつけられると表現され，安静とニトロ製剤で緩解する 持続的または間欠的な痛み 活動時，不安時，性交時，過食時，喫煙時，または安静時に発症する 随伴する徴候・症状：呼吸苦，嘔気，嘔吐，発汗，消化不良
	心筋挫傷	転落や交通事故，鈍的胸部外傷により，心臓が胸骨と胸椎に挟まれて起こる 右脚ブロック，ST-T波異常，Q波，心房細動，心室性期外収縮，房室伝導障害などの心電図異常を呈する
	心臓移植	**拒絶反応**では，微熱，疲労，呼吸苦，体表の浮腫，肺雑音，倦怠感，心膜摩擦音，不整脈，心電図のボルテージの低下，低血圧，頸静脈の拡張を呈する **感染**は免疫抑制療法により隠されることがある：微熱，咳嗽，倦怠感を見逃さない **冠動脈疾患**は心臓移植患者ではよくみられる

（次頁へつづく）

臓器	原因	特徴
	心膜炎	痛みは強く持続性で，左側臥位で増強する 肩または頸部に放散する痛み 病歴では，最近の心臓手術，ウイルス感染，または心筋梗塞などを聴取する 全誘導でのST上昇 PQの低下
	頻脈性不整脈	痛みは胸部全体に広がり，強く押しつぶされるようと表現される 随伴する徴候・症状：不安，頻脈，めまい，迫りくる非運
消化器	裂孔ヘルニア	心窩部周囲の鋭い痛み 過食後に体をかがめたり横になった時に発症する
	胃食道逆流症	痛みは灼熱感，心臓が焼ける，圧迫されると表現される 放散痛はなく，活動に影響されない
筋骨格	肋軟骨炎	鋭く強い痛み 触った部位に限局した痛み 随伴する徴候・症状：咳嗽，感冒
	筋疲労	うずくような痛み 上半身の筋肉を使う運動後に発症 外傷部位周囲に限局する強い痛み 痛みは触ったり，動かしたり，咳をしたりすると増強する 呼吸苦を伴うこともある
肺	有毒ガス/煙の吸引	焼けるような痛みで窒息感を伴う 火事，農薬，一酸化炭素，塗料，化学物質への暴露歴の聴取 随伴する徴候・症状：呼吸苦，低酸素血症，咳嗽，蒼白，灰白色の皮膚，チアノーゼ，鼻毛徴候，口腔内のススの付着，灰色または黒色の痰，嗄声(しわがれ声)，よだれ 一酸化炭素中毒では，嘔気，頭痛，混迷，めまい，易刺激性，判断力低下，運動失調，虚脱を呈する
	胸水	痛みは鋭く限局しており，徐々に進行・持続する 労作時あるいは休息時の呼吸苦 呼吸，咳嗽，運動により痛みは増強する 一般に喫煙者に多い

(次頁へつづく)

臓器	原因	特徴
	肺炎	持続的で，鈍い不快感から強い痛みまで呈する 随伴する徴候・症状：発熱，息切れ，頻脈，倦怠感，咳嗽，頻呼吸 小児では胸痛ではなく，腹痛を訴えることもある
	気胸	突然発症の強く鋭い痛み 随伴する徴候・症状：息切れ
	肺塞栓	急激な息切れ リスクファクターとして，最近の長幹骨の骨折，手術，喫煙，経口避妊薬の内服，長時間の座位（例：長時間の飛行機旅行）
その他	不安	うずくような，刺すような痛みとして表現される ストレスや不安に関与 随伴する徴候・症状：過換気，手首のれん縮，動悸，疲労，恐怖感，悲運感

出典：Grossman, V. A.(2003). Quick Reference to Triage(2nd ed.). Philadelphia：Lippincott Williams & Wilkins

付表G

頭痛：一般的徴候

頭痛のタイプ	特徴
脳出血	痛み： 中等度から重度 随伴する徴候・症状： 混乱 嘔吐 歩行の変化
群発頭痛	痛み： とても強い ナイフで刺されるよう 片側性 眼およびその周囲 随伴する徴候・症状： 強く裂けるような 顔面の腫脹 眼の充血 発汗
脳圧亢進	痛み： 通常激しくない 随伴する徴候・症状： 嘔気または嘔吐 傾眠 複視 一過性の視力障害
髄膜炎	痛み： 中等度から重度 頸部痛または項部硬直

（次頁につづく）

頭痛のタイプ	特徴
	随伴する徴候・症状： 発熱 倦怠感 食欲低下 易刺激性
片頭痛	痛み： 緩徐で周期的 拍動性で強い 多くは片側性だが，進行すると両側性になることもある しばしば眼の上方 随伴する徴候・症状： 光過敏 音に対する過敏 嘔気 嘔吐
副鼻腔炎に伴う頭痛	痛み： 副鼻腔周囲（眼の上方，鼻の周囲，頬骨およびその周囲） 随伴する徴候・症状： 発熱 鼻汁またはうっ血 耳痛 副鼻腔の圧痛，腫脹，発赤
くも膜下出血	痛み： “人生最悪の頭痛” 随伴する徴候・症状： 一過性に意識の改善を認めることもある
緊張性頭痛	痛み： 全体的な鈍い痛みあるいは圧迫感 帯状（後頭部から後頸部，前額部，側頭部を含むこともある）

付表H

交通外傷トリアージにおける問診

いつ事故は発生しましたか？

- 日付
- 時間

どこで発生しましたか？

- 幹線道路
- 田舎の道路
- 都市部の道路
- オフロード
- 高速道路

シートベルトはつけていましたか？

- どのようなタイプですか？（腰だけのもの，肩掛け，など）
- 事故において有効でしたか？

走行速度はどのくらいでしたか？

- 患者の車両のだいたいの速度
- 事故の相手車両のだいたいの速度（車どうしの事故の場合）

車のどの部分に座っていましたか？

- 運転席
- 助手席
- 後部座席
- トランク

どのような車種に乗っていましたか？

- スポーツカー
- コンパクトカー
- 他の車種
- バイク

（次頁につづく）

車両の損傷の程度はどのくらいでしたか？

エアーバッグは装備されていましたか？

意識消失はありましたか？
- どのくらいの時間？

事故前で覚えている最後のことは何ですか？

事故後で覚えている最初のことは何ですか？

車両内でどのように受傷しましたか？
- 車両内で飛び上がった物によって
- 木やポール，他の車両などに車がぶつかったことによって

車両から体が投げ出されましたか？
- 車両内のもので患者にぶつかったものはありますか？

現場で歩くことができましたか？
- 患者は車両内から救出される必要がありましたか？
- 救出にはどのくらいの時間がかかりましたか？

車両内には他の人はいましたか？
- その人は受傷しましたか？
- どのような外傷でしたか？

車のシートに子供は乗車していましたか？
- 車両内のどこに座っていましたか？
- エアバッグに衝突しましたか？
- シートベルトはきつく固定されていましたか？

現場に警察はいましたか？
- もしいたら，何警察ですか？

身に付けていたものはありますか？
- コンタクトレンズは？
- 眼鏡は？

（次頁につづく）

- 補聴器は？
- それらを現場でつけていましたか？
- 義歯は？
- 女性患者：タンポンはつけていますか？
- インスリンポンプあるいは他の医療器具は？　ペースメーカーは？ ICD（植込み型除細動器）は？

どこで痛みを生じましたか？

ふだん使用している薬はありますか？　特にアスピリンや他の抗凝固薬は？

連絡をしておきたい人はいますか？

付表I

外傷の受傷機転：成人

外傷	随伴する損傷
歩行者と自動車の接触事故 ● 成人の接触部位はたいてい膝と臀部	受傷側の大腿骨，脛骨，腓骨骨折 骨盤骨折 対側の膝の靭帯損傷
歩行者と自動車の接触事故 ● 身長の低い人や小児の接触部位は胸部または頭部	受傷と対側の頭蓋骨骨折 肋骨，胸骨骨折を伴う胸部外傷 転倒し，頭部，背部の損傷の可能性もある 脱臼や肩甲骨骨折 膝蓋骨，下腿の骨折
歩行者が自動車の下に引きずられた事故	骨盤骨折
自動車事故：シートベルト未着用の前部座席の同乗者 ● 前方の衝撃	股関節の後方脱臼 大腿骨，膝蓋骨の骨折
自動車事故：シートベルト未着用の運転手 ● 前方の衝撃	頭部，頸部損傷，骨盤骨折 フレイルチェスト，胸骨骨折 大動脈，気管断裂 肺挫傷，心筋挫傷 肝臓または脾臓の断裂/破裂 大腿骨，膝蓋骨骨折，股関節脱臼
自動車事故:シートベルト未着用の運転手あるいは同乗者 ● 側方の衝撃	胸部：動揺胸部，胸骨骨折，肺/心筋挫傷 鎖骨，臼蓋，骨盤の骨折 頸部の側方牽引または損傷 運転手：脾臓破裂 同乗者：肝臓破裂
自動車事故：ヘッドレストを使用していない同乗者 ● 後方の衝撃	頸部の過伸展による高位頸椎損傷，椎体骨折，椎間板損傷を引き起こし，髄内出血，浮腫，脊髄圧迫症状を呈する

（次頁へつづく）

外傷	随伴する損傷
自動車事故：回転した車による回旋力	前方，側方からの合力による損傷
自動車事故：車両の横転	体表損傷，内臓損傷の両方を伴う多発損傷
自動車事故：車外への放出	衝撃部位の損傷
自動車事故：シートベルト着用の運転手と同乗者	軟部組織の圧迫，頸椎損傷，肋骨や胸骨骨折，心筋挫傷，横隔膜損傷 腰部ベルトのみ(2点式)：頭部，頸部，顔面，胸部の損傷 エアーバッグの装着：顔面損傷，腕の擦過傷および熱傷
転落	
● 足からの着地	腰椎圧迫骨折 踵骨骨折
● 臀部からの着地	腰椎圧迫骨折 骨盤骨折 尾骨骨折
飛び降り ● 頭部が最初に受傷	頸椎の圧迫力により，骨折，脱臼，椎体骨片の脊椎内への偏移
鈍的頭部外傷 ● 動いている頭が静止物にぶつかる	受傷側/対側の損傷 頭蓋陥没骨折 脳内出血，挫傷，裂傷
鈍的胸部外傷 ● 動いているものが胸部にぶつかる	肺挫傷 血胸 肋骨骨折
胸部圧挫損傷	外傷性窒息 ● 胸部の圧迫により，強制的に上大静脈，頭部，頸部，上胸部に血流が増大し，結膜下出血，網膜出血，結膜浮腫をきたす。また特徴的な濃い紫色の皮膚を呈する

付表

付表J

受傷機転：学童・青年(7～17歳)

一般的な受傷機転
自動車関連損傷
乗員
歩行者
自転車関連損傷
熱傷
火炎
爆発
自殺
服薬
銃損傷
い首
軽度外傷
体表の擦過傷
溺水
転落
スポーツ関連外傷
農場での損傷
鋭的外傷
刺傷
銃傷

（次頁へつづく）

外傷	随伴する損傷
暴行	頭部/胸部/腹部：閉鎖または開放損傷，骨折，頸椎損傷
自転車関連損傷	頭部：閉鎖または開放損傷 胸部：肺/心筋挫傷，気胸，肋骨骨折
熱傷(火炎，爆発)	体表外傷：多発外傷のリスク
溺水	呼吸器：ARDS(急性呼吸促迫症候群)
転落	頭部：脳腫脹，硬膜外，硬膜下血腫，頭蓋骨骨折，頸椎損傷 胸部：肺/心筋挫傷，血胸/気胸 腹部とその他：自動車事故と同様
農場での損傷	圧挫損傷
軽度外傷(体表擦過傷)	体表外傷：擦過傷，打撲
自動車事故(乗員，歩行者)	頭部：脳腫脹，硬膜外，硬膜下血腫，頭蓋骨骨折，頸椎損傷 胸部：肺/心筋挫傷，血胸/気胸 腹部：〔肝臓〕骨折，裂傷 〔脾臓〕血腫，裂傷，破裂 〔腎臓〕血腫，挫傷，血尿 〔膵臓〕挫傷 その他：体表外傷，骨性骨折
鋭的外傷(刺創，銃創)	頭部/胸部/腹部：様々な内臓損傷
スポーツ関連外傷	頭部：頸椎損傷 胸部：肋骨骨折，肺/心筋挫傷 腹部：自動車事故と同様
自殺(服薬，銃傷，い首)	頭部：い首による頸椎損傷 胸部/腹部：鋭的外傷，転落，自動車事故など様々な損傷

付表

付表K

受傷機転：幼児・就学前幼児（1～6歳）

一般的な受傷機転
自動車関連事故
乗員
歩行者
自転車
熱傷
熱湯と火炎
溺水
服薬
軽症体表外傷
児童虐待
火器銃器（就学前幼児）
転落
そり
窒息
動物咬傷

（次頁へつづく）

損傷形態	危険因子	随伴する損傷
腹部	ゆるいシートベルトは内臓損傷の可能性がある 比較的大きな副腔内臓器 肋骨は上腹部臓器を保護しない 臓器は密接している 腸の一部は脊椎に癒着している	実質臓器（肝臓，脾臓，腎臓）などの裂傷，骨折，血腫：自動車事故，転落，虐待 管腔臓器（食道，胃，小腸）の血腫：自動車事故
胸部	短い気管 胸壁の伸展性 縦隔構造の動揺性 大血管が弁を持っていないため，外傷性窒息を起こしやすい	肺/心筋挫傷：自動車事故，転落，そり 気胸：自動車事故，転落，虐待 外傷性窒息：自動車事故
頭部	薄く軟らかい骨構造により，脳全体の損傷をきたしやすい	びまん性脳腫脹：自動車事故，転落 硬膜下血腫：虐待，転落 頭蓋骨骨折：自動車事故，転落，虐待，そり
長幹骨	Salter Harris骨折（思春期に多い） 骨膜が強く，骨が曲がりやすいため，若木骨折を起こしやすい	長幹骨骨折：転落，自動車事故，虐待，スポーツ

付表L

受傷機転：新生児・乳児（出生～1歳未満）

一般的な受傷機転

気道の脆弱性
- 息詰り
- 絞扼
- 窒息
- 異物誤飲

児童虐待
- 揺さぶられっ子症候群

転落

熱傷（熱湯または火炎）

溺水

中毒

歩行器

自動車関連損傷
- チャイルドシートの設置と適正使用の有無

（次頁へつづく）

損傷形態	危険因子	随伴する損傷
腹部	ゆるいシートベルトは内臓損傷の可能性がある 腸の部分的な脊椎への癒着 損傷物体と骨性構造に挟まれ，容易に臓器損傷をきたす	実質臓器(肝臓，脾臓，腎臓)などの裂傷，骨折，血腫：自動車事故，虐待，転落 管腔臓器(食道，胃，小腸)の血腫，破裂：自動車事故，虐待
胸部	口腔に比べて舌が大きい 狭い気道 鼻呼吸に頼っている 短い気管 軟らかい胸郭 縦隔の動揺性 上大静脈，下大静脈の弁の欠損	呼吸停止：気道の脆弱，異物誤飲，閉塞 気胸：自動車事故，転落，虐待 肺/心筋挫傷：自動車事故，転落
頭部	体に比べて大きい頭 頸部の筋力が未熟なため，頭部のコントロールが不良 軟らかい身体と血管構造は，びまん性の頭部損傷を起こしやすい	頭蓋骨骨折：虐待，転落 硬膜下血腫：虐待 網膜出血：虐待，外傷性窒息 びまん性脳腫脹：自動車事故，虐待，転落 高位頸椎骨折：自動車事故

付表

付表M

乱用薬物

薬物名/種類	street name	使用方法	身体への影響	精神への影響
アルコール(中枢神経抑制)	booze, hooch, juice, brew	液体の服用	眼のかすみ;不明瞭な会話,協調性の変容,心臓・肝臓の損傷,嗜癖,胃・食道潰瘍,脳損傷,黒くらみ,低血糖,貧血,ウェルニッケ-コルサコフ症候群,口腔癌,胎児アルコール症候群;過量により死に至る	乱雑な思考プロセス,判断力の低下,記憶喪失の原因,認知の変容,せん妄の原因,感情鈍麻
コカイン(中枢神経刺激)	coke, c-duct, snow, toot, white lady, blow, rock(s), crack, flake, big "C", happy dust, Bernice, fluff, caine, coco-nut, icing, mojo, zip	純化させたものを喫煙,粉末にして吸引・静脈注射,錠剤を経口服用	速やかに代謝され,30分以内に作用発現する;常用者はコカイン精神病となる。これは妄想性統合失調症と類似した症状であり,重度の精神依存性がある。瞳孔散大,大量の発汗,鼻汁,乾いた口,頻脈,高血圧,不眠,食欲不振,痛みへの無関心,鼻中隔の破壊,心臓,肺損傷;過量により死に至る	多幸感,精神力あるいは身体力の幻想,過剰な感情の動揺,落ち着きのなさ,幻覚,妄想症,精神病,重度のうつ,不安,蟻走感
中枢神経抑制薬—バルビツール酸系,フェノバルビタール,アモバルビタール,セコバルビタール,ペントバルビタール,ペントタールナトリウム	reds, barbs, yellow jackets, red devils, blue devils, yellow submarine, blues and reds, idiot pills, sleepers, stumblers, downers	静脈注射,坐薬,錠剤の飲用	傾眠傾向,不明瞭な会話,骨格筋の弛緩,協調性の欠如,嘔気,反応時間の遅延,不随意な眼球運動,低血圧,徐脈,呼吸数減少,縮瞳,湿った皮膚,食欲不振,胎盤通過(常習により胎児への移行);離脱は遷延し重症である;症状は精神病から心停止まで幅広い;注射部の蜂窩織炎,慢性使用により極度の精神・身体依存を形成;過量により死に至る	感情の動揺,もの忘れにつづき,混乱,判断力低下,動作緩慢,不安と緊張の後に鎮静

(次頁へつづく)

薬物名/種類	street name	使用方法	身体への影響	精神への影響
中枢神経抑制薬—非バルビツレール酸系：メタクワロン，クワルード，ソパー	downers, ludes, soapers, wall-bangers, lem-ons, quack, 714s, 300s, lovers	錠剤の飲用	バルビツール酸系と同様；身体・精神への依存；離脱は非常に困難；アルコールとの重篤な相互反応；過量により死に至る	バルビツール酸系と同様
中枢神経抑制薬—トランキライザー，ベンゾジアゼピン系（鎮静作用なく不安と緊張を減ずる）：ジアゼパム，クロルジアゼポキシド，ロラゼパム，オキサゼパム，アルパゾラム	downers	注射，錠剤の飲用	反射の減弱，視覚の変化，骨格筋の弛緩，低血圧，徐脈，不明瞭な会話，眠気，眼のかすみ；継続使用により身体・精神への重度の依存形成	空間認識と時間感覚の変容，平静の感覚，判断力低下，混乱，うつ，幻覚
幻覚剤（現実の認識を変容させる薬剤）				
PCP	angel dust, killer, black whack, supergrass, peace pill, sherms, superweed, DOA, CJ, goon dust, dust joint, live one, mad dog, T-buzz, wobble weed, zombie	錠剤の飲用，水溶液を染み込ませたタバコなどの喫煙	流涎，眼振，不穏，協調性の欠如，筋硬直，頻脈，高血圧，超人的な強さ，触覚や痛覚の鈍麻，会話の低下；死因は一般には過量によるものではなく事故による；麻薬，興奮薬，抑制薬，幻覚薬として作用しきわめて危険な薬剤である；"トリップ"（うつと幻覚といった刺激の周期が繰り返されること）が2～14時間継続する	失見当識，健忘，不安，うつ，混乱，不穏，暴力的行為，敵意，自殺への衝動，極度の人格変化
LSD	acid, blue heaven, instant zen, purple hearts, pure love, sugar cubes, tail lights	液体の飲用，水溶液を染み込ませた角砂糖や紙片	嘔気，頻脈，頻呼吸，高体温，高血圧，瞳孔散大，発汗，動悸，協調性の欠如；"トリップ"は4～14時間続く；すべての五感が高まる	現実認識の変容，精神障害，妄想，共感，幻覚，感情の動揺，恐怖のフラッシュバック
メスカリン，シロシビンマッシュルーム	mesc, moon, peyote, buttons	現物を飲み込む	LSDと同様	LSDと同様

（次頁へつづく）

付表

薬物名/種類	street name	使用方法	身体への影響	精神への影響
吸入薬				
ガソリン，接着剤，シンナー，ラッカー		吸入，または紙やプラスティックバッグ，ぼろ布などを使い鼻から吸い込む	協調性の欠如，視力の低下，神経障害，筋力低下，貧血，めまい，頭痛，体重減少，嘔気，嘔吐，くしゃみ，咳嗽，鼻血，でたらめな会話，頻脈，疲労，瞳孔散大，吐息の化学物質臭；脳，肝臓，骨髄の損傷；酸素欠乏により死に至る	記憶と思考の低下，うつ，攻撃性，敵意，妄想，罵倒行為，感情の動揺，家族や友人からの離脱，暴力行為
一酸化窒素	笑気ガス，whippets，buzz bomb，nitro	吸入またはマスクやバルーンを使い鼻から吸い込む		
亜硝酸アミル，亜硝酸ブチル	Poppers snappers，pearls，aimies，bolt，climax，thrust	吸入またはガーゼやアンプルを使い鼻から吸い込む		
マリファナ/ハッシッシュ（中枢神経抑制薬）	joint，grass，hash，pot，"J"，Mary-jane，reefer，Colombian，locoweed，love weed	喫煙，固形物を飲み込む	精神的な成熟の障害，精神的依存	感覚の歪曲，欲求の減弱，もの忘れ，混乱，不安，妄想
麻薬（アヘンに似せた人工の薬剤，またはアヘンを含んだ天然の薬剤；中枢神経抑制薬）				
ジラウジッド	dillys，cowboys	錠剤の服用，液体の服用，注射	眠気，無気力，低血圧，徐脈，筋力低下；過量により死に至る	もの忘れ，鎮静，多幸感
ペルコダン	perks，pink spoons			
デメロール	peth			
メタドン	dollies，amidone，fizzies			
コデイン	schoolboy cody，threes，fours	錠剤や液体の服用		

（次頁へつづく）

薬物名/種類	street name	使用方法	身体への影響	精神への影響
モルヒネ	mojo, morphy, mud, dreamer, Miss Emma	喫煙，静脈注射	耐性は速やかに出現する；依存は 1～3 週間以内に形成される；離脱症状は，痛みを伴う激しい筋けいれん，冷や汗，せん妄，疼痛，発熱，頭痛，けいれんなどで，4日ほど継続する	多幸感や平和感，快適な興奮により激しい快感の絶頂を引き起こす；混乱，もの忘れ，昏迷
ヘロイン	horse, junk, dope, blanco, black pearl, Bonita, smack			
覚醒剤（中枢神経刺激）				
アンフェタミン系：ベンザドリン，ビフェタミン	hi speed, lip poppers, speckled birds	錠剤の服用，注射，鼻からの吸引	身体はストレス状態にさらされる，低酸素，頻脈，動悸，高血圧，睡眠不能，鼻や気管の拡張，脳血流の制限，瞳孔散大，発汗，不穏，筋肉の振戦，早口で誤った会話，過活動，脳損傷，けいれん，脳梗塞，昏睡；過量により死に至る；薬剤の効果は 4～14 時間持続する；"speeding"とは，内服後約 5 日間を不眠で活動することであるが，重度の身体・精神依存を形成し，更生するのは難しい	極度の興奮と覚醒，増長する自信，短気，興奮しやすく，攻撃的な行為，神経質，感情の動揺，幻覚，妄想，蟻走感，精神病，軽躁
デキストアンフェタミン：デキセドリン，シナタン，アペトラル	dexies, brownies, brown and clears			
メタンフェタミン：メテドリン，デソキシン，アンバー	speed, meth, crystal, crank, crypto, ice, yellow bam			

（次頁へつづく）

付表

薬物名/種類	street name	使用方法	身体への影響	精神への影響
ハーブによる覚醒剤(エフェドラ)	ultimate Xphoria, herbal ecstasy, legal weed, buzz, tablets, claud 9, black lemonade, blainalizer, fungalore, herbal XTC, planet X, the drink, X tablets, brain wash, buzz tablets, fukola cola, love portion #69, naturally high, rave energy, love drug, Adam, XTC, X	錠剤，粉末，液体	上記の覚醒剤と同様；性的興奮の増加，エネルギーの増加，頻脈，発汗，振戦，瞳孔散大，筋れん縮，歯ぎしり，血圧上昇	極度の興奮と覚醒，増長する自信，抑制の減弱，多幸感，幸福と親しみやすさ，他人への感情移入，短気，興奮しやすく攻撃的な行為，神経質，感情の動揺，幻覚，妄想，蟻走感，精神病，軽躁
麻酔薬				
GHB と類似体	liquid X, liquid ecstasy, water, "G", easy lay	経口	10〜20分で作用発現し，2〜3 時間持続する；ゆっくりとしたでたらめな会話，筋協調性の欠如，嘔気，嘔吐，徐脈あるいは頻脈，血圧低下，低体温；過量摂取により心肺停止，けいれん，便失禁，尿失禁，昏睡	感情の動揺，記憶喪失，眠気，酩酊様の表情
ケタミン	K, super K, special K, God, jet, honey oil, blast, gas	注射，鼻からの吸引，喫煙，経口，経肛門	喫煙，注射時はすぐに作用発現；1〜2 時間作用持続；PCPの1/4の強さで，使用量に依存する；発汗，でたらめな，またはゆっくりとした会話，筋硬直，無関心な凝視，体温上昇，頻脈，筋協調性の欠如，高血圧，過剰な力	多幸感，妄想，不安，失見当識，暴力的，不穏，不眠，錯覚，疼痛の除去，中毒，幻覚，眠そうな表情，混乱

付表N

中　毒

物質名および商品名/俗称	臨床的徴候・症状
アセトアミノフェン(タイレノール)	嘔気，嘔吐，食欲不振，体調不良，乏尿，肝酵素の上昇 右季肋部から始まる腹部全体の痛み
アルコール	鎮静，弛緩，多幸感，記憶喪失，判断能力の低下，失調，不明瞭な会話，嘔気，嘔吐，感覚鈍麻，昏睡 小児では低血糖が起こる
アンフェタミン(処方薬：Tenuate，Preludin，Dexadrine) (俗称：アイス，クランク，キャット，ジェフ，エクスタシー，ムルカ，クリスタル，スピード)	中枢神経：激越，せん妄，多動，振戦，めまい，散瞳，脳血管障害，頭痛，腱反射亢進，けいれん，昏睡 精神：多幸感，攻撃的行為，不安感，幻覚，衝動的反復行為 呼吸循環：動悸，高血圧緊急症，頻脈，反応性徐脈，律動異常，心筋梗塞，大動脈解離，肺水腫，呼吸促迫
イソニアジド	中枢神経：運動失調，腱反射亢進，激越，幻覚，精神症状，昏睡，けいれん 呼吸循環：低血圧，頻脈，ショック，呼吸抑制，クスマウル呼吸 その他：高血糖，嘔気，嘔吐，アニオンギャップ開大，横紋筋融解
一酸化炭素	中枢神経：頭痛，めまい，運動失調，錯乱，急性脳症，意識消失，けいれん，昏睡 呼吸循環：胸痛，動悸，呼吸困難感，心筋梗塞，頻脈，低血圧 その他：嘔気，嘔吐，視力低下，眼底出血，乳酸アシドーシス，横紋筋融解症

訳注：薬物商品名に関しては，日本で既発売のものはカナ書きとし，未発売のものは英語表記とした。

(次頁へつづく)

物質名および一般名/俗称	臨床的徴候・症状
エチレングリコール	中枢神経：運動失調，不明瞭な会話，易刺激性，脳浮腫，けいれん，昏睡 呼吸循環：頻脈，徐脈，低血圧，高血圧，肺水腫 その他：嘔気，嘔吐，腹痛，吐血，急性腎不全，筋肉痛，低カルシウム血症
カルシウム拮抗薬（Cardizem，Procardia，Calan SR）	中枢神経：意識消失発作，中枢神経抑制，けいれん（まれ），昏睡 呼吸循環：重度徐脈，房室ブロック，心内伝導抑制，心室性不整脈，うっ血性心不全，呼吸抑制，肺水腫 その他：高血糖，嘔気，嘔吐，イレウス，低血圧，代謝性アシドーシス
カルバマゼピン（三環系抗うつ薬に似た構造を持つ経口抗痙攣薬）	中枢神経：運動失調，めまい，傾眠傾向，眼振，せん妄，好戦性，昏睡，けいれん 呼吸循環：呼吸抑制，誤嚥性肺炎，低血圧，伝導障害，上室性頻拍，徐脈，心電図変化 その他：尿閉，低ナトリウム，ミオクローヌス
血糖降下剤	中枢神経：頭痛，目のかすみ，不安感，過敏，混乱，感覚鈍麻，昏睡，けいれん 呼吸循環：呼吸促迫，無呼吸，動悸，頻脈，高血圧，心室性期外収縮 その他：嘔気，顔面紅潮，低血糖，顔面蒼白
幻覚剤	中枢神経：落ち着きのなさ，不安感，恐怖感，現実の歪曲，無力感，昏睡，腱反射高進 呼吸循環：頻脈，高血圧，不整脈，頻呼吸，呼吸停止 その他：嘔気，嘔吐，異常高熱，凝固異常
交感神経興奮剤	中枢神経：不安感，頭痛，激越，意識変容，発汗，脳血管障害，けいれん 呼吸循環：動悸，胸痛，心筋虚血，頻拍性不整脈，高血圧 その他：散瞳，粘膜乾燥，尿閉，高体温

（次頁へつづく）

物質名および一般名/俗称	臨床的徴候・症状
抗コリン剤(抗ヒスタミン剤，抗パーキンソニズム剤，抗精神剤，鎮痙薬，マッシュルーム，チョウセンアサガオ)	古典的中毒症候：意識変容，高体温，皮膚紅潮，皮膚・粘膜の乾燥，散瞳に引き続く目のかすみ(Rosen et al, 1999)
サリチル酸	中枢神経：耳鳴り，難聴，錯乱，けいれん，昏睡，激越，無気力，混乱，脳浮腫 呼吸循環：低血圧，ショック，頻呼吸，非心原性肺水腫，過呼吸 その他：嘔気，嘔吐，肝障害，急性腎不全，吐血
三環系抗うつ剤(TCA)	中枢神経：激越，振戦，けいれん，傾眠，無気力，昏睡，運動失調，躁状態，散瞳 呼吸循環：低血圧，頻脈，徐脈，心電図変化，不整脈 その他：尿閉，持続勃起，白血球減少症，嘔気，嘔吐
シアン化物	中枢神経：頭痛，混乱，意識消失発作，けいれん，昏睡，激越，中枢神経過敏 呼吸循環：頻脈・高血圧から徐脈・低血圧への進展
ジゴキシン	中枢神経：色調のある光輪(halo)の自覚，目のかすみ，激越，無気力，けいれん，精神症状，幻覚 呼吸循環：低血圧，循環虚脱，徐脈，房室ブロック，発作性心房細動，うっ血性心不全 その他：嘔気，嘔吐，下痢，腹痛
炭化水素	中枢神経：酩酊症状，頭痛，多幸感，不明瞭な会話，無気力，昏睡 呼吸循環：呼吸促迫，チアノーゼ，誤嚥，頻脈，不整脈 その他：粘膜過敏，胃炎，下痢，急性腎不全

(次頁へつづく)

付表

物質名および一般名/俗称	臨床的徴候・症状
テオフィリン	中枢神経：振戦，激越，神経過敏，けいれん 呼吸循環：低血圧，頻脈，頻呼吸，高血圧，不整脈 その他：嘔気，嘔吐，腹痛，低カリウム血症，高血糖，白血球増多症
鉄	中枢神経：無気力，けいれん，昏睡 呼吸循環：頻脈，過呼吸，低血圧 その他：嘔吐，腹痛，消化管出血，下痢，腎不全，肝壊死
トルエン	中枢神経：うつ，多幸感，運動失調，けいれん，不眠症，頭痛，昏睡 呼吸循環：突然死，拡張型心筋症，心筋梗塞 その他：腎不全，横紋筋融解，吐血，腹痛
鉛(小児)	中枢神経：先天性中枢神経機能不全，IQの低下，脳症，易刺激性，頭痛，昏睡 血液：貧血，好塩基性斑点 その他：嘔気，嘔吐，腹痛，軽い聴力障害
鉛(成人)	中枢神経：頭痛，混乱，意識変容，けいれん，神経障害，運動神経障害 呼吸循環/生殖：高血圧，精子の数と質の変化 その他：食欲不振，消化不良，便秘，腎不全
バルビツール酸系(Pentothal，Nembutal，Seconal，Mysoline，フェノバルビタール)	中枢神経：無気力，不明瞭な会話，協調運動失調，運動失調，昏睡，腱反射低下，眼振，知覚麻痺 呼吸循環：低血圧，徐脈，呼吸抑制，無呼吸 その他：横紋筋融解，コンパートメント症候群，低血糖
非ステロイド性抗炎症薬(NSAIDs)	中枢神経：傾眠，めまい，無気力，けいれん 呼吸循環：低血圧，頻脈，頻呼吸，無呼吸 その他：嘔気，嘔吐，腹痛，急性腎不全，代謝性アシドーシス

（次頁へつづく）

物質名および一般名/俗称	臨床的徴候・症状
ヒ素	急性内服：数時間内に発症する重症出血性胃腸炎，骨髄抑制，脳症，心筋症，肺水腫，不整脈，末梢神経障害 長期内服：脱力，食欲不振，角質増殖，色素沈着，肝障害，呼吸刺激，鼻中隔穿孔，振戦，末梢神経障害
フェニトイン	中枢神経：運動失調，眼振，皮質抑制，せん妄，不明瞭な会話，昏睡，けいれん 呼吸循環：低血圧，徐脈，急速静注で心筋抑制 その他：嘔気，嘔吐
フェノチアジン系	中枢神経：激越，けいれん，昏睡，錐体外路症状，遅行性顔面麻痺 呼吸循環：呼吸抑制，肺水腫，頻脈，心電図変化，心室頻拍 その他：高体温，持続勃起症，急性腎不全，便秘，イレウス，無顆粒球症，貧血
フェンシクリジン(PCP，エンジェルダスト)	中枢神経：判断力低下，激越，攻撃的なふるまい，精神症状，パラノイア(妄想)，昏睡，けいれん，運動障害 呼吸循環：高血圧，頻脈，無呼吸 その他：高体温，急性腎不全，低血糖
β遮断薬(アテノロール，ブレビブロック，インデラル，ロプレソール，テノーミン，Timoptic)	中枢神経：けいれん，昏睡，中枢神経抑制 呼吸循環：低血圧，徐脈，心内伝導抑制，心ブロック，心不全，気管支れん縮，肺水腫，呼吸抑制
ベンゾジアゼピン系(Xanax，Librium，Clonopin，Valium，Ativan，Versed，Serax，Restoril，ハルシオン)	中枢神経：眼振，縮瞳，複視，会話障害，協調運動障害，健忘，運動失調，錯乱，眠気，深部腱反射低下，運動障害 呼吸循環：低血圧，徐脈，頻脈(低血圧に対しる反応性頻脈)，呼吸抑制，誤嚥 その他：低体温，横紋筋融解，皮膚壊死

（次頁へつづく）

付表

物質名および一般名/俗称	臨床的徴候・症状
抱水クロラール	中枢神経：頭痛，めまい，運動失調，腱反射低下，意識変容 呼吸循環：低血圧，上室性・心室性不整脈，呼吸数低下 その他：嘔気，嘔吐，腹痛，紅斑，洋なしの匂いの口臭
メタノール	中枢神経：陶酔，運動失調，けいれん，昏睡，目のかすみ，散瞳，頭痛，混乱 呼吸循環：頻呼吸，低血圧 その他：代謝性アシドーシス，嘔気，嘔吐，腹痛
有機リン剤	中枢神経：頭痛，めまい，振戦，不安感，脱力，協調運動失調，けいれん，昏睡 呼吸循環：低血圧，徐脈，房室ブロック，心静止，気管支れん縮，肺水腫 その他：縮瞳，食欲不振，腹痛，唾液分泌，流涙
リチウム	中枢神経：無気力，混乱，振戦，運動失調，不明瞭な会話，腱反射亢進，クローヌス，ジストニア 呼吸循環：心電図変化，呼吸不全 その他：嘔気，嘔吐，下痢，尿崩症，白血球増加

出典：Rosen et a., 1999；Dart, 2000.

生物剤

原因生物・潜伏期間	徴候・症状・後遺症・感染経路	感染源	ワクチンの有無	人-人感染	治療	コメント
ウイルス性出血熱(VHF)	全身の血管系が損傷を受け重度の多臓器障害をきたしている場合，ウイルス性出血熱と表現される 初期症状は発熱，倦怠感，めまい，筋肉痛，脱力感，強い疲労感 重症となると，皮下出血(溢血点)，内出血，体の開口部からの外出血。その後，ショック，中枢神経障害，昏睡，せん妄，けいれん，腎不全へ進展 ウイルス性出血熱は，いくつかのウイルス科によって引き起こされる症候群である。 アレナウイルス科(アルゼンチン出血熱，ボリビア出血熱，ラッサ熱)，ブンヤウイルス科(リフトバレー熱，ハンタウイルス熱)，フィロウイルス科(エボラ出血熱，マールブルグ病)，フラビウイルス科(ダニ熱，キャサヌール森林病)	ほとんどのウイルス性出血熱は昆虫/動物を宿主とする エボラ出血熱とマールブルグ病は媒介動物が判明していない 人への感染はげっ歯類の体液への接触，または節足動物に咬まれることによる	現時点では，黄熱病，アルゼンチン出血熱でのみワクチンが存在する その他の出血熱に対してはワクチンは存在しない	いくつかのウイルス性出血熱は人-人感染を起こす可能性がある	ほとんどのウイルス性出血熱に対しては治療法がない 対症療法のみがなされる	致死率はウイルス性出血熱毎に異なる。多くは50~90%の致死率

(次頁へつづく)

原因生物・潜伏期間	徴候・症状・後遺症・感染経路	感染源	ワクチンの有無	人-人感染	治療	コメント
炭疽病(吸入感染) *Bacillus anthracis*；暴露後7日	感冒様症状(発熱，咳嗽，体調不良)から始まり，重度の呼吸困難，発汗，stridor，チアノーゼ，ショックへ進行する 胸部X線で縦隔拡大を認める グラム陽性の菌体が血液塗抹や培養で確認される 出血性縦隔炎，胸部リンパ節炎，髄膜炎 汚染された動物性製品から発生する芽胞の吸入	感染した動物組織 芽胞(土壌中で数年にわたり生存する) 生物兵器	あり：18～65歳で適応 2週間をあけて3回接種，その後6ヵ月後，12ヵ月後，18ヵ月後の3回追加接種	はっきりしない	初期治療が重要 ペニシリン，ドキシサイクリン，フルオロキノロン系(シプロキサン) 小児，老人，妊婦の治療に関しては留意が必要	致死率90～100%
炭疽病(経皮感染) *Bacillus anthracis*；暴露後7日	芽胞の皮内侵入により発生 おそらくは切創または擦過傷経由の感染 初期の感染症状は虫刺され様の丘疹 1～2日以内に水疱形成し，その後，径1～3cmの中心に壊死を伴う痛みのない潰瘍を形成 周囲のリンパ節の腫脹を伴う	感染した動物組織(頭，毛皮，皮膚，皮革) 芽胞(土壌中で数年にわたり生存する) 生物兵器	あり：18～65歳で適応 2週間をあけて3回接種，その後6ヵ月後，12ヵ月後，18ヵ月後の3回追加接種	まれだが起こりうる	初期治療が重要 ペニシリン，ドキシサイクリン，フルオロキノロン系(シプロキサン) 小児・老人・妊婦の治療に関しては，留意が必要	治療されれば，死亡することはまれ 治療されなければ20%が死亡

(次頁へつづく)

原因生物・潜伏期間	徴候・症状・後遺症・感染経路	感染源	ワクチンの有無	人-人感染	治療	コメント
炭疽病(腸管感染) *Bacillus anthracis*；暴露後7日	初期症状：嘔気，嘔吐，体調不良，食欲不振，発熱，腸管の急性炎症 進行症状：腹痛，吐血，重症下痢 病状は急速に進行 汚染された非加熱食物の摂取による	感染した動物組織 芽胞(土壌中で数年にわたり生存する) 生物兵器	有り：18〜65歳で適応 2週間をあけて3回接種，その後6ヵ月後，12ヵ月後，18ヵ月後の3回追加接種	はっきりしない	初期治療が重要 ペニシリン，ドキシサイクリン，フルオロキノロン系(シプロキサン) 小児・老人・妊婦の治療に関しては，留意が必要	致死率25〜75%
天然痘 Variola virus；潜伏期は暴露後7〜17日	初期症状は発熱，倦怠感，頭痛，背部痛 2〜3日後に口腔内・顔面・四肢に発疹出現。当初は一様に病期の同じ平坦な紅斑であるが，1〜2日中に膿を伴い2週目の初めには痂皮化。3〜4週後には痂皮脱落 天然痘罹患患者は，発症初期の1週間が最も強い感染力を有する。感染力は痂皮脱落まで持続する 天然痘の感染を確認した場合，ワクチンを4日以内に投与すれば，感染を予防する，または症状を最小限とすることができる	感染した唾液	米国では，緊急時のための備蓄がある(1972年以降は，ルーチン接種はされていない) (訳注：日本にも備蓄あり。厚生労働省ホームページ参照)	顔-顔の接触時に呼気中の水滴を介した，人-人感染が起こりうる 感染した洋服・寝具を介した伝染が起こりうる	抗ウイルス剤の研究は続けられているが，確立した治療法はない 点滴，解熱剤，二次感染に対する抗菌剤といった対症療法 入院患者は陰圧室管理とすべきである。医療従事者は感染を拡大しないために標準防護策を行う	致死率30%

(次頁へつづく)

付表

原因生物・潜伏期間	徴候・症状・後遺症・感染経路	感染源	ワクチンの有無	人-人感染	治療	コメント
肺ペスト *Yersinia pestis*；潜伏期は暴露後1〜6日	初期症状は発熱，頭痛，脱力感，呼吸困難感，血性または水様の痰を伴う咳嗽 嘔気，嘔吐，腹痛，下痢を伴う場合がある 感染2日目には急性に周辺皮膚の発赤を伴う，圧痛のあるリンパ節腫脹が出現 2〜4日で肺炎に進行し，その後敗血症性ショック，死に至る	細菌（げっ歯類とそれらに寄生するノミにより伝播する） 生物兵器（細菌をエアロゾル化することで利用可となる）	現時点ではない（しかし，研究は進行中である）	顔-顔の接触時に呼気中の水滴を介した人-人感染が起こりうる	早期治療が重要 ストレプトマイシン，テトラサイクリン，クロラムフェニコール，ドキシサイクリン 小児・老人・妊婦の治療に関しては，留意が必要 呼気の隔離による感染防御 患者に接触する人には予防的抗菌剤	最短で2〜4日で死亡しうる
ブルセラ症（食中毒） *Brucella*属； 潜伏期は多様	感冒様症状（発熱，発汗，頭痛，背部痛，倦怠感） 重症例では肝炎，関節炎，脊椎炎，貧血，白血球減少症，血小板減少症，髄膜炎，ぶどう膜炎，視神経炎，視神経乳頭浮腫，心内膜炎へ進展 慢性症状としては，遷延する発熱，関節痛，疲労感	汚染された牛乳，乳製品，動物性食品の摂取による 低温滅菌されていない牛乳，アイスクリーム，チーズが高リスク	人に有効なワクチンはない	母乳や性行為もしくは経胎盤で感染する可能性があるが，非常にまれ	ドキシサイクリンとリファンピシンを6週間投与 治癒には数週〜数ヵ月を要する	致死率2%未満
ブルセラ症（吸入感染） *Brucella*属	食中毒によるブルセラ症と同じ	エアロゾル化したブルセラ菌の吸入による	人に有効なワクチンはない	同上	同上	同上
ブルセラ症（創感染） *Brucella*属	食中毒によるブルセラ症と同じ	感染動物に触れることによる経創部感染	人に有効なワクチンはない	同上	同上	同上

（次頁へつづく）

原因生物・潜伏期間	徴候・症状・後遺症・感染経路	感染源	ワクチンの有無	人-人感染	治療	コメント
ボツリヌス症(食中毒) *Clostridium botulinum*；潜伏期は2時間〜8日(摂取量と吸収率による)	初期症状：強い腹痛，嘔気，嘔吐，下痢，視覚障害，会話困難，嚥下困難 複視・霧視，眼瞼下垂，不明瞭な会話，口腔内乾燥 多発性脳神経麻痺を伴う急性かつ無熱性・対称性の下向性弛緩性麻痺への進行，昏睡 最強の毒性を持つ物質：強力性，致死性，製造の簡易性，搬送の容易性・悪用のしやすさから，最もよく知られている生物兵器である	レストランや自宅で出される缶詰製品(内容食物の汚染による) 細菌：一般的に土壌中に認められる	ボツリヌストキソイドは有用だが，供給量は十分になく，大量発生ケースもまれである	ない	米国疾病予防管理センターによると，抗毒素が有効。発症早期に使用する必要がある その他は対症療法	今日における公衆衛生上の緊急事態 致死率は8%と低い
ボツリヌス症(吸入感染) *Clostridium botulinum*；潜伏期は12〜80時間(摂取量と吸収率による)	眼瞼下垂，複視，霧視，構音障害，発語困難，嚥下障害 多発性脳神経麻痺を伴う急性かつ無熱性・対称性の下向性弛緩性麻痺への進行，昏睡 最強の毒性を持つ物質：強力性，致死性，製造の簡易性，搬送の容易性・悪用のしやすさから，最もよく知られている生物兵器である	人為的に(バイオテロリズムを目的に)作られたエアロゾルによる	ボツリヌストキソイドは有用だが，供給量は十分になく，大量発生ケースもまれである	ない	対症療法	食中毒によるボツリヌス症と同じ
ボツリヌス症(創感染) *Clostridium botulinum*；潜伏期は摂取量と吸収率による	複視，霧視，眼瞼下垂，不明瞭な会話，口腔乾燥 多発性脳神経麻痺を伴う急性かつ無熱性・対称性の下向性弛緩性麻痺への進行，昏睡 傷のない皮膚は通過しない	細菌：一般的に土壌中に認められる 最近では，カリフォルニア産のブラックタールヘロインが主要な感染源	食中毒，吸入感染によるボツリヌス症と同じ	ない	米国疾病予防管理センターによると，抗毒素は有効。発症早期に使用する必要がある その他は対症療法	バイオテロリズムによるものではない感染性疾患である

(次頁へつづく)

付表

原因生物・潜伏期間	徴候・症状・後遺症・感染経路	感染源	ワクチンの有無	人-人感染	治療	コメント
ボツリヌス症（経腸感染） *Clostridium botulinum*	倦怠感，食欲不振，便秘，脱力感，泣き，筋力低下 発症しやすい患者は，しばしば，その腸管内に *Clostridium botulinum* を潜伏させていることがある（発症の多くは幼児期である）	細菌：一般的に土壌中に認められる	食中毒，吸入感染によるボツリヌス症と同じ	ない	対症療法 幼児ボツリヌス症に対しては，抗毒素をルーチンに使用しない	バイオテロリズムによるものではない感染性疾患である
野兎病 *Franciesella tularensis*； 潜伏期は曝露後1〜14日	初期症状は発熱，咽頭炎，頭痛，体の痛み，上気道炎症状。急速に気管支炎，肺炎胸膜炎，菌血症へ進展。嘔気，体重減少，症状持続による体調不良がみられる場合もある 吸入による感染は，公衆衛生学的に最悪の結果をもたらす場合がある（人口密度の高い場所での菌の放出は傷病者の多数同時発生をきたす） この疾患は，高い感染性，易伝播性，毒性から，危険性の高い生物兵器として知られている	汚染した節足動物，土壌，動物，水，植物が感染源となる 人への感染は，直接接触，摂食，感染したエアロゾルの吸入によって起こる	ワクチンがあるものの，一般的に使用するための備蓄はない	ない	単発発生時：使用薬剤としてストレプトマイシン，ゲンタマイシン 多数傷病者発生時：使用薬剤としてドキシサイクリン，シプロフロキシン 小児，妊婦，免疫力低下者への治療に関しては留意が必要	致死率 2%未満

（次頁へつづく）

原因生物・潜伏期間	徴候・症状・後遺症・感染経路	感染源	ワクチンの有無	人-人感染	治療	コメント
Q熱 *Coxiella burnetti*；潜伏期は2〜3週間	突然の高熱(40.0〜40.5℃)，重度の頭痛，体調不良，筋肉痛，混乱，咽頭痛，悪寒，発汗，乾性咳嗽，嘔気，嘔吐，下痢，腹痛，胸痛 1〜2週続く発熱 30〜50%は肺炎をきたす この病原体は高い感染性を持ち，熱，乾燥，ほとんどの消毒薬への耐性を持つ。また，容易に気化し，人に吸入させることができる。そのため，バイオテロに乱用されるリスクがある 感染が6ヵ月以上持続すると慢性Q熱とされる。この場合，心外膜炎をきたしやすい	感染した動物の乳汁，尿，糞便，羊水が感染源 人は乾燥した粒子の吸入によって感染する 汚染されたミルクの摂取でも発病しうる	ワクチンはあるが，米国では市場に流通していない(訳注：日本でも流通はない)	まれ	Q熱：発病3日以内に開始可能であればドキシサイクリンが最も有効 慢性Q熱：ドキシサイクリンとキノロンを最低4年，もしくはドキシサイクリンとハイドロクロロキンを1.5〜3年	Q熱：致死率2%未満 慢性Q熱：致死率65%

出典：Arnon 2001；CDC 2001；Inglesby 2000；CDC 1997；Henderson, 1999；Dennis, 2001. www.rnceus.com より許可を得て転載

付表

化学剤

化学剤およびその説明	暴露後の症状発現	徴候・症状・暴露経路	作用・危険性	除染および治療
〈神経剤〉 サリン 純物質は無味無色透明；経時変化で茶色を帯びる	吸入暴露時は吸入直後。経皮暴露時は数時間後	鼻汁，流涙，流涎，目のかすみ，頭痛，発汗過多，胸部苦悶，呼吸苦，嘔気，嘔吐，腸管麻痺，膀胱麻痺，筋れん縮，こむら返り，混乱，けいれん，麻痺，昏睡 吸入または経口摂取により体内へ侵入。眼や皮膚からも侵入	アセチルコリンエステラーゼに結合することで神経系を攻撃する化学剤である。アセチルコリンエステラーゼへの結合が分泌腺や随意筋を過刺激し，機能を停止させる 致死量：皮膚へ1滴落とすことで15分以内に死亡する	**皮膚**：汚染衣服の脱衣(2重にした袋内にまとめ，さらにプラスチック袋に入れ，封をする)。皮膚は多量の石けん水または5%漂白剤で洗浄。その後，水で十分すすぐ **眼**：直ちに10～15分流水で洗う。眼帯で覆うことはしない **経口摂取時**：催吐はしない。もし，患者意識が清明で嚥下ができれば，直ちに活性炭を投与する **蒸気暴露**：脱衣を行い二重袋内にまとめ封をする。皮膚への処置は上記のとおり **緊急処置・解毒薬**：気道確保，心電図モニター，点滴，バイタル監視を行う。呼吸状態が安定するまで，ACLSプロトコールに準じてアトロピン(成人で2mg，小児で0.05～0.1mg/kg)を5～10分毎に投与する。解毒薬は2-PAM CL。けいれんに対してはジアゼパムを投与(バルビツール酸系，フェニトインは無効)

(次頁へつづく)

化学剤およびその説明	暴露後の症状発現	徴候・症状・暴露経路	作用・危険性	除染および治療
VX 琥珀色の無味無臭の油性液体	症状発現は暴露経路によって多様 VXは眼より迅速に吸収される 経皮暴露で最低でもサリンの100倍の毒性，経気道暴露で2倍の毒性を有する	鼻汁，流涙，流涎，発汗過多，胸部苦悶，呼吸困難，縮瞳，嘔気，嘔吐，腹痛，腸管麻痺，膀胱麻痺，こむら返り，頭痛，混乱，昏睡，けいれん 吸入または経口摂取により体内へ侵入。眼や皮膚からも侵入 致死量が吸収された場合，15分以内に死亡する	アセチルコリンエステラーゼに結合することで死に至る。アセチルコリンエステラーゼとの結合は分泌腺や随意筋の過刺激状態を引き起こし，機能不全をきたす。また，呼吸機能を停止させる作用がある 致死性が高く，物質安定性も高い（冷水中で数ヵ月存在しうる。また，蒸発するには水の1500倍の時間がかかる）	**皮膚**：汚染衣服を脱がせ，多量の水または10%炭酸ナトリウムまたは5%家庭用漂白剤で洗浄する。その後，十分水ですすぐ。局所発汗やこむら返りが認められた場合のみ解毒薬を投与する **眼**：直ちに流水で10～15分洗浄する。その時，呼吸器系を保護できるマスクを着用する。縮瞳以上の症状が出ている時に限り解毒薬を投与する。眼からの吸収の場合，VXはサリンの100倍速く吸収される **経口摂取時**：催吐はしない **吸入時**：陽圧のフルフェイスマスクを使用する。VX暴露患者にmouth-to-mouthは施行しない。直ちに神経剤に対する解毒薬を投与する **緊急処置・解毒薬**：気道確保，心電図モニター，点滴，バイタル監視を行う。呼吸状態が安定するまで，ACLSプロトコールに準じてアトロピン（成人で2mg，小児で0.05～0.1mg/kg）を5～10分毎に投与する。解毒薬は2-PAM CL。けいれんに対してはジアゼパムを投与（バルビツール酸系，フェニトインは無効）

（次頁へつづく）

付表

化学剤およびその説明	暴露後の症状発現	徴候・症状・暴露経路	作用・危険性	除染および治療
GF(シクロヘキシルサリン)純物質では，無色無臭	症状発現は数分から数時間(暴露した量による) 眼を通して迅速に吸収される	鼻汁，縮瞳，頭痛，呼吸苦，胸部苦悶，咳嗽，流涎，発汗過多，副鼻腔からの分泌過多，嘔気，嘔吐，腹痛，下痢，腸管麻痺，膀胱麻痺，こむら返り，筋力低下，混乱，無呼吸，昏睡，死亡 吸入または経口摂取により体内へ侵入。眼や皮膚からも侵入	有機リン系物質，致死的アセチルコリンエステラーゼ阻害剤。作用はサリンと同じ	**皮膚**：汚染衣服を脱がせ，多量の水または10%炭酸ナトリウムまたは5%家庭用漂白剤で洗浄する。その後，十分水ですすぐ。局所発汗やこむら返りが認められた場合のみ解毒薬を投与する **眼**：直ちに流水で10〜15分洗浄する。その時，呼吸器系を保護できるマスクを着用する。縮瞳以上の症状が出ている時に限り解毒薬を投与する **経口摂取時**：催吐はしない。直ちに神経剤の解毒薬を投与する **吸入時**：陽圧のフルフェイスマスクを使用する。重篤な症状があれば直ちに神経剤の解毒薬と酸素を投与する。顔面がGFに汚染していたらmouth-to-mouth 蘇生は施行しない **緊急処置・解毒薬**：気道確保，心電図モニター，点滴，バイタル監視を行う。呼吸状態が安定するまで，ACLS プロトコールに準じてアトロピン(成人で2mg，小児で0.05〜0.1 mg/kg)を5〜10 分毎に投与する。解毒薬は2-PAM CL。けいれんに対してはジアゼパムを投与(バルビツール酸系，フェニトインは無効)

(次頁へつづく)

化学剤およびその説明	暴露後の症状発現	徴候・症状・暴露経路	作用・危険性	除染および治療
〈窒息剤〉 窒素酸化物 赤色／茶色のガス，または黄色の刺激臭を伴う液体	この物質や気体は，眼，皮膚，気道を刺激する 症状発現まで時間を要する場合がある	咳嗽，喘鳴，咽頭痛，めまい，頭痛，発汗，呼吸苦，嘔吐，接触部位の発赤(眼，皮膚) 吸入または経口摂取により体内へ侵入する	肺水腫の原因となる。大量暴露で死に至る場合がある	**皮膚**：十分な水で洗浄し，汚染衣服を脱がせ，再度洗浄する。医療機関を受診させる **眼**：10～15 分流水で洗浄し(コンタクトレンズは外す)，医療機関を受診させる **経口摂取時**：多量の水で口をすすぐ **吸入時**：酸素投与し座位とする。診察を受けさせる
塩素 緑色／黄色のガスで刺激臭を伴う	症状発現まで時間を要する場合がある	強い腐食性作用がある 流涙，頭痛，咽頭痛，咳嗽，呼吸苦，灼熱感，肺水腫，凍傷，熱傷，嘔気，眼痛，目のかすみ 吸入により体内へ侵入	肺，皮膚，眼への腐食性作用がある 慢性暴露は歯牙の浸食，慢性気管支炎をきたす 多量暴露で死に至る場合がある	**皮膚**：汚染衣服を脱がせ，十分な水もしくはシャワーで洗浄する。熱傷部位は受診をさせる **眼**：10～15分流水で洗浄し(コンタクトレンズは外す)，医療機関を受診させる **吸入時**：酸素投与し，座位とする。人工呼吸器が必要となる場合がある。診察を受けさせる
二酸化硫黄 無色のガス，または刺激臭を伴う圧縮液化ガス	吸入による症状は出現するまで時間を要する場合がある 皮膚への接触は直ちに凍傷をきたす場合がある	皮膚の凍傷，発赤や灼熱感を伴う眼痛，咽頭痛，咳嗽，呼吸苦，肺水腫，喉頭けいれん，呼吸停止，死亡 吸入により体内に侵入	眼，気道に対する強い刺激性がある 繰り返し暴露や持続暴露で喘息をきたす場合がある	**皮膚**：汚染衣服を脱がせ，十分な水で洗浄する。汚染していない衣服は脱がない。凍傷に関しては受診させる **眼**：10～15分流水で洗浄し(コンタクトレンズは外す)，医療機関を受診させる **吸入時**：酸素投与し，座位とする。人工呼吸器が必要となる場合がある。診察を受けさせる

(次頁へつづく)

付表

化学剤およびその説明	暴露後の症状発現	徴候・症状・暴露経路	作用・危険性	除染および治療
ホスゲン 無色のガス，または特徴的な臭気の無色〜黄色の圧縮液化ガス	吸入による症状は出現するまで時間を要する場合がある	皮膚の凍傷，発赤や灼熱感を伴う眼痛，目のかすみ，咽頭痛，咳嗽，呼吸苦，肺水腫，死亡 吸入により体内に侵入	皮膚，気道，眼に対する腐食作用がある 長期間の暴露で肺線維症をきたす場合がある	**皮膚**：汚染衣服を脱衣し十分な水で洗浄する。汚染していない衣服は脱がない。凍傷に関しては受診させる **眼**：10〜15分流水で洗浄し（コンタクトレンズは外す），医療機関を受診させる **吸入時**：酸素投与し，座位とする。人工呼吸器が必要となる場合がある。診察を受けさせる
四塩化チタン 無色から淡黄色の刺激臭を伴う液体	症状は出現するまで時間を要する場合がある	発赤や灼熱感を伴う眼痛，水疱形成，咳嗽，呼吸苦，胸部苦悶，腹痛，ショック，昏睡 吸入または経口摂取により体内に侵入	皮膚，眼，気道，腸管に対する腐食作用がある。眼に対して永久的なダメージをきたすことがある 長期間の暴露で肺機能障害をきたす場合がある	**皮膚**：汚染衣服を脱衣し十分な水で洗浄する。その後，石けん水で洗浄する **眼**：10〜15分流水で洗浄し（コンタクトレンズは外す），医療機関を受診させる **経口摂取時**：口をすすぐ。催吐はしない。直ちに受診させる **吸入時**：酸素投与し，座位とする。人工呼吸器が必要となる場合がある。診察を受けさせる
〈びらん剤〉				
ルイサイト 琥珀色から茶褐色の強く激しいゼラニウムの臭いを伴う液体。純物質では無色無臭の液体	眼への暴露，吸入，経口摂取で直ちに症状が出現 皮膚への接触では30分以内に症状が出現	眼瞼浮腫，強い眼痛，虹彩炎，おびただしい鼻汁，激しいくしゃみ，咳嗽，泡状の鼻汁，肺水腫，大きな水疱・熱傷，下痢，低体温，低血圧 重度の刺激と肺水腫（全身性	暴露後1分で目が見えなくなる。 非致死性の溶血によって貧血を起こす 代謝産物は肝臓で排出され，これにより局所の肝・胆管系，小腸の壊死が生じる 長期暴露は慢性肺機能障害や癌を	**皮膚**：直ちに皮膚と衣服を5%次亜塩素酸ナトリウムで洗浄，または暴露後1分以内に家庭用漂白剤で洗浄。その後，汚染衣服を切って脱衣させる。その後5%家庭用漂白剤で皮膚を再洗浄する。そして，石けん水で汚染皮膚に対して3回目の洗浄を行う

（次頁へつづく）

化学剤およびその説明	暴露後の症状発現	徴候・症状・暴露経路	作用・危険性	除染および治療
ルイサイト（つづき）		の中毒症状，血液濃縮，ショック，死亡をきたしうる） 吸入または経口摂取により体内へ侵入。眼や皮膚からも侵入	きたすことがある	**眼**：直ちに流水で10～15分洗浄する **経口摂取時**：口をすすぐ。催吐はしない。患者にミルクを飲ませる **吸入時**：酸素投与し，座位とする。人工呼吸器が必要となる場合がある。顔面の汚染がある場合は，mouth-to-mouth 蘇生は施行しない
マスタードガス 純粋な液体は無色無臭。製剤レベルであれば黄色～茶/黒色で，甘い臭いやガーリック臭，西洋ワサビ臭を伴う	湿った粘膜や皮膚を速やかに通過する 遅発性に呼吸器症状が出現する	重度の流涙，視力低下を伴う眼痛，くしゃみ，咳嗽，食欲不振，下痢，発熱，水疱形成 吸入または経口摂取により体内へ侵入。眼や皮膚（薄い皮膚，粘膜，汗で覆われた皮膚などがより脆弱）からも侵入	遅発性に呼吸器系への重篤な障害や造血器系への細胞障害をきたす 致死量では発癌性，催奇形性を有する 蒸留したマスタードは純度がほぼ100%であるが，マスタードガスの純度は70～80%程度である	**皮膚**：直ちに皮膚および衣服を5%次亜塩素酸ナトリウムで洗浄，または家庭用漂白剤で暴露後1分以内に洗浄する。その後汚染衣服を切って脱衣させる。その後5%次亜塩素酸ナトリウム溶液で再度洗浄。そして，石けん水で汚染皮膚に対して3回目の洗浄を行う **眼**：直ちに流水で10～15分洗浄する。眼帯はしない。暗色のゴーグルか眼鏡を使用する **経口摂取時**：催吐はしない。患者にミルクを飲ませる **吸入時**：酸素投与し，座位とする。人工呼吸器が必要となる場合がある。顔面の汚染がある場合は，mouth-to-mouth 蘇生は施行しない

（次頁へつづく）

付表

化学剤およびその説明	暴露後の症状発現	徴候・症状・暴露経路	作用・危険性	除染および治療
〈血液剤〉 アルシン 独特の臭いのある無色の圧縮・液化されたガス	暴露状況に応じて症状発現までの時間は様々	眼や皮膚への接触により，直ちに凍傷が生じる 頭痛，混乱，めまい，嘔気，嘔吐，腹痛，呼吸苦，肺水腫，腎不全，血球に対する障害，死亡 吸入により体内に侵入	慢性暴露は人で発癌性をきたす	**皮膚**：汚染衣服を脱衣し，十分な水で洗浄する。非汚染衣服は脱がさない。凍傷は受診させる **眼**：10～15分流水で洗浄し，その後直ちに眼科診察を受ける **吸入**：座位とし，酸素吸入を行う。人工呼吸が必要となる場合がある
塩化シアン 刺激臭のある無色の圧縮・液化されたガス	暴露の影響は時間をおいて発現	眼や皮膚への接触により，直ちに凍傷が生じる 咽頭痛，流涙，混乱，傾眠，意識障害，嘔気，嘔吐，肺水腫 吸入または経皮吸収にて体内に侵入	過暴露にて死に至る	**皮膚**：汚染衣服を脱衣し，十分な水で洗浄する。非汚染衣服は脱がさない。凍傷は受診させる 眼：10～15分流水で洗浄し，その後直ちに眼科診察を受ける **吸入**：座位とし，酸素吸入を行う。人工呼吸が必要となる場合がある
塩化水素 刺激臭のある無色の圧縮・液化されたガス	高い腐食作用を持ち，症状は直ちに出現する場合も遅発性の場合もある	眼や皮膚の腐食性，高深度の重症熱傷 咽頭痛，目のかすみ，咳嗽，呼吸苦，肺水腫，灼熱感 吸入によって体内へ侵入	長期暴露は歯牙の浸食や慢性気管支炎をきたすことがある	**皮膚**：汚染衣服を脱衣し十分な水で洗浄する。熱傷に対しては受診させる 眼：10～15分流水で洗浄し，その後直ちに眼科診察を受ける **吸入**：座位とし，酸素吸入を行う。人工呼吸が必要となる場合がある
シアン化水素 独特の臭いのある無色の圧縮・液化	強い刺激性を持つ。症状は直ちに出現する場合も遅発性	頭痛，混乱，傾眠，呼吸苦，意識消失，嘔気，皮膚/眼の発赤/疼痛，灼熱感	中枢神経系，呼吸器系，循環系を障害する場合がある 暴露により死に至る場合がある	**皮膚**：十分な水もしくはシャワーで皮膚を洗浄する。初療者は手袋を着用する **眼**：10～15分流水で洗浄し，その後直ちに

（次頁へつづく）

化学剤およびその説明	暴露後の症状発現	徴候・症状・暴露経路	作用・危険性	除染および治療
されたガス	の場合もある	吸入・経口摂取・眼や皮膚からの吸収によって体内に侵入 蒸気として，または眼・皮膚を通して容易に吸収される		眼科診察を受ける **経口摂取**：直ちに口をすすぐ。催吐はしない **吸入**：座位とし，酸素吸入を行う。人工呼吸が必要となる場合がある。mouth-to-mouth 蘇生は避ける

出典：CDC, 2001；CDC, 2002.

付表

多数傷病者の病院前トリアージ：神経剤

トリアージ優先順位	治療優先度の説明	その時の患者状態	臨床症状
緊急治療群	短時間の間に蘇生処置を必要とする患者 緊急処置は短時間で施行される必要がある ここでの処置は，数分内に行う必要のある気管挿管・解毒薬の投与といった緊急処置である	意識消失 会話が可能であるが，歩行はできない 2 つ以上の臓器／系の中等度から重度の障害（例：呼吸器と消化器）	けいれん中またはけいれん発作後 重度の呼吸促迫 心停止（蘇生したもの）
準緊急治療群	大手術，入院，処置遅延が患者予後に影響しない処置（例：骨折の内固定）を要する重症患者	今回の暴露または解毒剤投与からの回復課程	分泌物の減少 呼吸状態の改善・安定
待機治療群	非医療従事者の救護で対応可能な軽症患者で，入院を要しない患者	歩行・会話が可能	縮瞳 鼻汁 軽度から中等度の呼吸苦
死亡群	最善の医療を尽くしても救命できない重症・瀕死の状態 多くの医療従事者の力をもってしても救命の可能性が低い者に対し，限りある医療資源を使うべきでない 多数傷病者が発生しているこの状況に変化が生じ，さらなる医療資源が利用可能になった場合，これらの患者は再トリアージをされうる	意識消失	心停止 呼吸停止

出典：CDC, 2001；ATSDR, 2001

病院前での解毒剤治療マネージメント

(米軍Mark I kit*を使用できない場合)

患者年齢	中等症 (部分的発汗・呼吸困難・嘔気・嘔吐・下痢・筋れん縮・脱力)	重症 (呼吸停止・けいれん・弛緩性麻痺・意識消失)
幼児： <2歳	アトロピン：0.05mg/kg筋注 2-PAM Cl：15mg/kg筋注	アトロピン：0.1mg/kg筋注 2-PAM Cl：25mg/kg筋注
小児： 2～10歳	アトロピン：1mg筋注 2-PAM Cl：15mg/kg筋注	アトロピン：2mg筋注 2-PAM Cl：25mg/kg筋注
青年： >10歳	アトロピン：2mg筋注 2-PAM Cl：15mg/kg筋注	アトロピン：4mg筋注 2-PAM Cl：25mg/kg筋注
成人	アトロピン：2～4mg筋注 2-PAM Cl：600mg筋注	アトロピン：6mg筋注 2-PAM Cl：1800mg筋注
虚弱高齢者	アトロピン：1mg筋注 2-PAM Cl：10mg/kg筋注	アトロピン：2～4mg筋注 2-PAM Cl：25mg/kg筋注

出典：CDC, 2001；ATSDR, 2001

*訳注：米軍Mark I kitとは，米軍が使用する神経剤解毒剤キットのこと

留意点：

- 2-PAM Cl溶液は，1gの乾燥2-PAM Clが入っているバイアルを3mLの生食もしくは5%蒸留水もしくは滅菌水に溶解しよく撹拌し，調製する必要がある。結果，300mg/mL溶液3.3mLが調製される。
- 暴露重症ケースは，解毒剤投与後に呼吸補助を開始する必要がある。
- 分泌物が減少し，呼吸がベースラインまで回復するまで，アトロピンは5～10分毎に繰り返し投与する。

救急外来での解毒剤治療マネージメント

患者年齢	中等症 （部分的発汗・呼吸困難・嘔気・嘔吐・下痢・筋れん縮・脱力）	重症 （呼吸停止・けいれん・弛緩性麻痺・意識消失）
幼児： <2歳	アトロピン：0.05mg/kg 筋注または0.02mg/kg静注 2-PAM Cl：15mg/kgゆっくり静注	アトロピン：0.1mg/kg 筋注または0.02mg/kg静注 2-PAM Cl：15mg/kgゆっくり静注
小児： 2〜10歳	アトロピン：1mg筋注 2-PAM Cl：15mg/kgゆっくり静注	アトロピン：2mg筋注 2-PAM Cl：15mg/kgゆっくり静注
青年： >10歳	アトロピン：2mg筋注 2-PAM Cl：15mg/kgゆっくり静注	アトロピン：4mg筋注 2-PAM Cl：15mg/kgゆっくり静注
成人	アトロピン：2〜4mg筋注 2-PAM Cl：15mg/kg（1g）ゆっくり静注	アトロピン：6mg筋注 2-PAM Cl：15mg/kg（1g）ゆっくり静注
虚弱高齢者	アトロピン：1mg筋注 2-PAM Cl：5〜10mg/kgゆっくり静注	アトロピン：2mg筋注 2-PAM Cl：5〜10mg/kgゆっくり静注

出典：CDC, 2001；ATSDR, 2001

留意点：

- 2-PAM Cl溶液は，1gの乾燥2-PAM Clが入っているバイアルを3mLの生食もしくは5%蒸留水もしくは滅菌水に溶解しよく撹拌し，調製する必要がある。結果，300mg/mL溶液3.3mLが調製される。
- 2-PAM溶液の使用で誘発された血圧上昇に対してはフェントラミンを使用する（成人で5mg静注，小児で1mg静注）。
- けいれんのコントロールのためにはジアゼパム（5歳未満の小児で0.2〜0.5mg静注，5歳以上の小児で1mg静注，成人で5mg静注）。
- 分泌物が減少し，呼吸苦が軽快するまで，アトロピンは5〜10分毎に繰り返し投与する（幼児では2mg筋注または1mg静注）。

付表P

伝染病

疾病	伝播様式	潜伏期	伝染性を持つ期間
咽頭炎			
レンサ球菌性	気道からの大きな水滴，直接接触	1～3日	治療なし：10～21日，治療あり：抗菌剤治療開始後24時間
ウイルス性	直接接触，空気中の水滴の吸入	1～5日	咽頭痛の出現から解熱まで
インフルエンザ	空気感染，直接接触	1～3日	小児：7日，成人：3～5日
ウイルス性肝炎			
A型肝炎	糞便-口感染，食物汚染	15～50日	潜伏期の後半から黄疸出現後1週間
B型肝炎	血液，唾液，精液，膣分泌液	45～180日	症状出現の数週前から感染急性期が終わるまで
C型肝炎	血液，血漿，経皮暴露	2週～6ヵ月	症状発現の1週間以上前から。感染性持続期間はわかっていない
疥癬	直接の皮膚-皮膚接触	2～6週	ダニとその卵が死滅するまで
川崎病	不明，季節変動がある	不明	不明
感冒，咳嗽，クループ	呼吸器	2～5日	鼻汁や咳嗽の発症から解熱まで

（次頁へつづく）

疾病	伝播様式	潜伏期	伝染性を持つ期間
気管支炎	呼吸器	4〜6日	咳の発症から7日目まで
狂犬病	唾液，直接接触（咬創，引っかき傷），間接接触	3〜8週	症状発現の3〜7日前
蟯虫	直接伝播（肛門-口），間接接触（かたづけられていない寝具など）	2〜6週	雌が生きている限り伝染性がある。虫卵は2週ほど生存
クラミジア	性行為	ほぼ7〜14日	知られていない
結核	空気中の水滴	4〜12日	伝染性は様々な因子による。治療あり：2〜3週間以内。小児には通常伝染しにくい
結膜炎			
ウイルス性	直接/間接接触	1〜12日	症状発症から4〜14日（最小限の伝染性として）
細菌性	呼吸器 眼脂との直接接触	24〜72日	抗菌剤で治療されるまで
後天性免疫不全症候群（AIDS）/ヒト免疫不全ウイルス（HIV）	血液，乳汁，血液含有組織，性行為間に接触する体液 その他の体液：唾液，尿，涙，気管分泌物（特に血液混入の場合）	潜伏期は多様 ウイルス暴露から血清学的陽転（HIV＋）：成人で約1〜3ヵ月 HIV＋からAIDS発症：1年未満〜10年	まだわかっていないが，HIV発症から一生続くと考えられている

（次頁へつづく）

疾病	伝播様式	潜伏期	伝染性を持つ期間
サルモネラ	汚染食料の摂取	6〜72時間	感染の全期間
ジアルジア	食物や水の糞便汚染	3〜25日	感染期の全期間。しばしば数ヵ月
猩紅熱	気道からの大きな水滴，直接接触	1〜3日	未治療:10〜21日，治療あり:抗菌剤治療開始後24時間
しらみ			
頭・体幹	直接接触，物を介した間接接触	7〜13日	しらみが生きている限り，または治療が始まるまで。7〜21日間，宿主に寄生する
陰部	性行為	卵-卵サイクルは3週間	2日間宿主に寄生する
水痘	直接の人-人接触，呼気中の水滴	一般的には14〜16日	発疹発症の1〜5日前からすべての創部が痂皮化するまで。通常10〜21日
髄膜炎			
細菌性：髄膜炎菌	直接接触，経気道，鼻/口からの水滴	2〜10日	通常，抗菌剤治療開始の24時間後まで
細菌性：ヘモフィリス	鼻/口からの水滴	2〜4日	抗菌剤治療開始24〜48時間以内に伝染性を失う
ウイルス性	感染原因次第で多様		多様。約7日間であることが多い
赤痢	糞便-口経路，汚染食物の摂取	12〜96時間	感染急性期で細菌が糞便中に存在しなくなるまで（約4週間）

（次頁へつづく）

付表

疾病	伝播様式	潜伏期	伝染性を持つ期間
帯状疱疹	汚染された衣服や物品	2〜3週	発疹出現の1〜5日前からすべての病巣が痂皮化するまで。通常10〜21日
単純ヘルペス1型	唾液	2〜12日	病巣出現時から口内炎軽快の7週後
単純ヘルペス2型	性行為(口または性器)	2〜12日	7〜12日
手足口病	鼻腔/咽頭分泌物，糞便との直接接触	3〜6日	口腔内潰瘍の出現から解熱まで。おそらく数週間は糞便汚染がある
伝染性紅斑	呼吸器	様々：4〜20日	発疹出現の7日前から。おそらく発疹出現後は伝染性はない
伝染性単核球症	唾液	4〜6週	おそらく1年程度続く
トリコモナス症	性行為での膣/尿道分泌物との接触	4〜24日	治療なし：無症候性キャリアとなり，数年
軟性下疳	病巣部との直接の性的接触	3〜5日から14日	抗菌剤で治療が施されて，病巣が治癒するまで。通常1〜2週
膿痂疹			
ブドウ球菌	手-皮膚の接触	4〜10日	創部が治癒するまで
連鎖球菌	呼気中の水滴，直接接触	1〜3日	治療なし：数週間もしくは数ヵ月間。治療あり：抗菌剤投与後24時間

(次頁へつづく)

疾病	伝播様式	潜伏期	伝染性を持つ期間
梅毒	湿潤病巣や体液との直接接触	10日～3ヵ月	治療なし：多様でありはっきりしない。治療あり：抗菌剤投与開始後24～48時間
白癬			
頭皮白癬	直接の皮膚-皮膚接触，間接接触（例：服，シーツ，くし）	10～14日	生存可能な真菌が長期にわたり汚染表面に残る
体部白癬	感染しているヒト・物・床・ベンチ・動物シャワー室との直接/間接接触	4～10日	病巣が存在している間，表面に生存可能な真菌が残っている間
破傷風	開放創への芽胞の侵入	3～21日	ヒト-ヒト感染はない
ばら疹	不明（おそらく唾液）	10～15日	熱の発症から発疹消失まで
百日咳	直接接触，空気中の水滴	6～20日	3週間かけて，徐々に低減
風疹	鼻からの分泌物/水滴との直接接触	14～23日	発疹出現1週前から4日後まで
ボツリヌス症	汚染した食物	摂取後12～36時間以内から数日まで	二次的なヒト-ヒト感染はない
麻疹	空気感染，鼻汁の直接接触	7～18日	発症前から発症後4日目まで
ライム病	ダニ媒介	3～32日	ヒト-ヒト感染はない

（次頁へつづく）

疾病	伝播様式	潜伏期	伝染性を持つ期間
淋病	性行為	2〜7日	治療開始まで持続
レジオネラ肺炎	空気感染	2〜10日	ヒト-ヒト感染はない
ロタウイルス	糞便-口経路。経気道の可能性も有する	24〜72時間	平均4〜6日
ロッキー山紅斑熱	ダニ媒介	3〜14日	ヒト-ヒト感染はない。18ヵ月程度，ダニが生きている間感染力がある

出典：Grossman, V. A.(2003). Quick Reference to Triage(2nd ed.). Philadelphia：Lippincott Williams & Wilkins

感冒とインフルエンザの症状比較

症状	感冒	インフルエンザ
熱	まれ	通常，高熱（39～40℃）が3～4日続く
頭痛	まれ	あり
体のうずき・痛み	わずか	しばしば重度
疲労感	軽度	2～3週続く
極度の脱力感	なし	発症早期から数日続く
鼻水・鼻づまり	あり	時折
くしゃみ	あり	時折
咽頭痛	あり	時折
胸部不快感・咳	軽度から中等度，空咳	あり。重度の場合がある
合併症	鼻づまり，耳痛	気管支炎，肺炎

性感染症

疾病	臨床上の主訴	合併症・長期的リスク
陰部イボ	肛門，陰茎，膣，子宮頸部，尿道，会陰周囲に発生する，軟らかく肉感的な疼痛を伴わない出来物	ヒトパピローマウイルスによる。病変が淋病等による可能性を除外しなくてはならない。病変部は組織破壊を伴う場合がある。経部のイボは悪性新生物との関連がある
陰部毛ジラミ	若干の不快感から激しいかゆみ 陰部にかゆみを伴う隆起性紅斑，丘疹または二次性の落屑を認める場合がある まつげにシラミが認められた場合，毛ジラミである	1ヵ月以内のセクシャルパートナーも治療されるべきである。リンパ節炎や皮膚・毛根部の二次的細菌感染に進展する場合がある
陰部ヘルペス	集簇した破裂する嚢胞（最終的には痂皮を生じ，疼痛を伴う浅い陰部潰瘍を残す） 初回発症時は14〜21日間続く。以降の発症時は重症度は軽くなり8〜12日間続く	他の陰部潰瘍をきたす疾患（梅毒，軟性下疳など）を除外する必要がある
AIDS/HIV	数年にわたり無症状 倦怠感，発熱，食欲不振，原因不明の体重減少，全身性のリンパ節腫脹，下痢の遷延，寝汗といった症状・徴候の進行	HIVからAIDSへの病気の進展速度は数ヵ月から12年と様々 早期からの介入は，理想的な健康状態を維持していくために必要である

（次頁へつづく）

疾病	臨床上の主訴	合併症・長期的リスク
疥癬	ダニが手指，陰茎，手首の皮膚下に潜伏している	セクシャルパートナー，家族，1ヵ月以内に密な接触を持った者は検査・治療をされるべきである。二次感染（しばしば，腎炎惹起レンサ球菌による）に進展する場合がある
クラミジア子宮頸管炎	黄色の膿性粘液の頸管分泌液 有症状の場合も無症状の場合もある 男性パートナーが非淋菌性尿道炎を持っている傾向がある	無治療であれば，子宮内膜症，卵管炎，子宮外妊娠，二次的不妊症へ進展する場合がある。淋菌感染との合併感染罹患率が高い。妊娠中の感染は早期破水，幼児の肺炎や結膜炎につながる場合がある
骨盤内炎症性疾患	下腹部痛，発熱，子宮頸部の可動時痛，性交時痛，膿性の膣分泌物，排尿困難，歩行時の腹痛増悪	虫垂炎，子宮外妊娠を除外する必要がある。骨盤内膿瘍，将来的な子宮外妊娠の発生，不妊，骨盤内癒着のリスクがある
精巣上体炎（副睾丸炎）	性行為によって感染する場合とそうでない場合がある 無症状である場合がある 性行為感染症でない場合，尿路感染症と関係がある	通常淋菌もしくはクラミジアによる。肛門を介した性行為後では大腸菌による場合がある。精巣上体炎の診断をする前に精巣捻転を除外する必要がある

（次頁へつづく）

付表

疾病	臨床上の主訴	合併症・長期的リスク
腸管感染症	特に男性のホモセクシャルに認める 腹痛，発熱，下痢，嘔吐	口-性器，口-肛門の接触で高頻度に発生する。感染が全身性となった際，時として致死的となる。原因は赤痢菌，A型肝炎，ジアルジアである場合がある
直腸炎	性行為感染の胃腸病 直腸炎は，肛門性交によって罹患する直腸の炎症であり，肛門・直腸の疼痛，圧痛，直腸分泌物を伴う	クラミジア，梅毒，単純ヘルペス，梅毒による場合がある。HIVやヘルペスを合併感染している患者では重症となりうる
直腸結腸炎	性行為感染の胃腸病 直腸大腸炎は，肛門性交および口-糞便接触によって罹患するものであり，下痢，腹痛，大腸粘膜の炎症と同様に直腸炎の症状を呈する	カンピロバクター，赤痢菌，クラミジアによって発生しうる。免疫抑制状態のHIV患者では，その他の日和見感染症もありうる
トリコモナス症（膣炎）	多量の薄い泡沫状の緑色から黄色の，くさい臭いを伴う分泌物 無症状である場合がある 男性パートナーが尿道炎をきたしている場合がある	トリコモナスはしばしば淋菌と共存している。トリコモナス症と診断する場合，一通りの性感染症の評価を行う
軟性下疳	疼痛を伴う生殖器の潰瘍であり，鼠径部のリンパ節腫脹を伴う 潰瘍は壊死性またはびらん性となる場合がある	軟性下疳罹患はHIV感染リスクの上昇と関係がある。患者は潰瘍形成の原因となる他疾患の検査も行うべきである

（次頁へつづく）

疾病	臨床上の主訴	合併症・長期的リスク
梅毒 第1期	暴露後10日〜3ヵ月に出現する，感染部位の無痛性の硬い潰瘍（硬性下疳）	すべての陰部潰瘍は梅毒を疑うべきである。患者は梅毒診断時およびその3ヵ月後にHIV検査を行うべきである。過去3ヵ月プラス第1期症状の期間と，第2期症状の期間プラス6ヵ月の間におけるセクシャルパートナーは感染リスクがある。
第2期	紅斑，皮膚粘膜障害，リンパ節腫脹，扁平コンジローム 症状は暴露後4〜6週後に出現し，数週間〜12ヵ月以内に自然寛解する	
第3期	血清学的陽性であるが，無症状 数週〜数年，臨床的に潜在しうる 潜在期間は時として生涯にわたる	第4期梅毒の臨床的評価をしなくてはいけない（大動脈炎，神経梅毒など）。第3期梅毒初期より1年さかのぼった期間のセクシャルパートナーは感染のリスクがある
第4期	心臓，神経，視神経，聴神経病変，もしくはゴム腫病変を呈する	
神経梅毒	多様な神経原性の徴候・症状（運動失調，膀胱機能障害，混乱，髄膜炎，ブドウ	診断は様々な検査（血清学的検査陽性，髄液中タンパク異常，髄液中細胞数異常，

（次頁へつづく）

疾病	臨床上の主訴	合併症・長期的リスク
神経梅毒（つづき）	膜炎など）を呈する 無症状である場合もある	髄液中 VDRL 陽性）に基づいてなされる
先天性梅毒	子供のために，母親が未治療梅毒であるか，治療を受けているが不十分であるか，治療の報告はあるが不十分なフォローアップ状態であるかを確認するべきである 妊娠後期に母体感染がなされた場合，出産時の母と児の血清学的検査は陰性である場合がある	梅毒は高率に流産，死産，早産の合併症をきたす。治療を受けている児のフォローアップは密に行い，2〜3ヵ月毎に再検査する。多くの児は生後6ヵ月まで検査陰性である。髄液で陽性の児は6ヵ月毎に再検査し，異常が続くのであれば2歳時に再治療を行わなくてはならない
B型肝炎	食欲不振，体調不良，嘔気，嘔吐，腹痛，黄疸，発疹，関節痛，関節炎	慢性肝炎，肝硬変，肝癌，肝不全，死亡。感染患者の6〜10％が慢性キャリアになる。B型肝炎を持って生まれた子供は，慢性肝臓病の高リスク群である
非淋菌性尿道炎	排尿困難，頻尿，粘性/膿性の尿道分泌物 多くの男性では無症候性 女性パートナーが子宮頸管炎や骨盤内炎症性疾患を持っている場合がある	クラミジア，マイコプラズマ，トリコモナス，単純ヘルペスが原因である場合がある。尿道狭窄，前立腺炎，精巣上体炎をきたす場合がある
淋病	男性では，排尿障害，頻尿，水っぽい透明/黄色の尿道	無治療では，関節炎，皮膚炎，菌血症，髄膜炎，心内膜炎

（次頁へつづく）

疾病	臨床上の主訴	合併症・長期的リスク
淋病（つづき）	分泌物。女性では，膿性粘液の膣分泌液，月経不順，排尿障害を認めることがあるが，無症状の場合もある	のリスクがある。男性では，不妊，尿道狭窄，無精子症のリスクとなる。女性では，骨盤内炎症症候群のリスクとなり，新生児では，新生児眼炎，肺炎のリスクとなる

出典：GROSSMAN, V. A.(2003). Quick Reference to Triage(2nd ed.). Philadelphia：Lippincott Williams & Wilkins.

付表

付表Q

ボディピアスの合併症

位置	装飾品	治癒時間	一般的な合併症
亀頭	バーベルスタッド	6〜12ヵ月	・ケロイド形成 ・排尿を妨げている可能性あり（坐位での排尿が必要の可能性あり） ・膿瘍，嚢胞，瘢形成 ・装飾品が服に引っかかり皮膚が裂ける
頬	ラブレットスタッド	6〜8週	・腫脹，感染，歯肉損傷，唾液増加 ・歯牙損傷 ・発語困難 ・装飾品の誤嚥，誤飲 ・咀嚼，嚥下困難 ・重度の全身感染症，敗血症性ショック ・膿瘍，嚢胞，瘢形成
陰核	キャプティブビーズリング，バーベルスタッド	4〜10週	・ケロイド形成 ・膿瘍，嚢胞，瘢形成 ・装飾品が服に引っかかり皮膚が裂ける
陰核包皮	キャプティブビーズリング，キャプティブストーンリング，サーキュラーバーベル	4〜10週	・ケロイド形成 ・膿瘍，嚢胞，瘢形成 ・装飾品が服に引っかかり皮膚が裂ける

（次頁へつづく）

位置	装飾品	治癒時間	一般的な合併症
耳垂	キャプティブビーズリング，サーキュラーバーベル，キャプティブストーンリング	4〜6週	・ケロイド形成 ・膿瘍，嚢胞，瘻形成 ・装飾品が服に引っかかり皮膚が裂ける
耳介軟骨	耳垂の場合と同様だがゲージが大きいものが使用される	4〜12ヵ月	・ケロイド形成 ・膿瘍，嚢胞，瘻形成 ・緑膿菌感染を起こしやすい ・装飾品が服に引っかかり皮膚が裂ける
耳栓（イヤープラグ）	耳栓(イヤープラグ)のサイズを徐々に上げていく	耳垂の少しずつの増大	・ケロイド形成 ・皮膚の過伸展
眉毛部	キャプティブビーズリング，キャプティブストーンリング，バーベルスタッド	6〜8週	・ケロイド形成 ・装飾品が服に引っかかり皮膚が裂ける ・膿瘍，嚢胞，瘻形成 ・ピアス部にも毛が過剰に生えてくる ・嚢胞形成促進 ・眼窩周囲蜂巣炎
亀頭包皮	キャプティブビーズリング，キャプティブストーンリング，サーキュラーバーベル	6〜8週	・膿瘍，嚢胞，瘻形成 ・装飾品が服に引っかかり皮膚が裂ける
包皮小体	バーベルスタッド	6〜8週	・ケロイド形成 ・膿瘍，嚢胞，瘻形成 ・装飾品が服に引っかかり皮膚が裂ける

（次頁へつづく）

位置	装飾品	治癒時間	一般的な合併症
指間の皮膚	キャプティブビーズリング，キャプティブストーンリング，バーベルスタッド	6～12ヵ月	・感染のリスクが高いため，治癒遅延あり ・膿瘍，嚢胞，瘢形成 ・装飾品が服に引っかかり皮膚が裂ける
インプラント（埋め込み）	キャプティブビーズリング，キャプティブストーンリング，バーベルスタッド，サーキュラーバーベル，他の装飾品との組み合わせ（ビーズ状，釘状，珊瑚状）	2～4ヵ月	・神経，血管，筋肉の圧迫 ・完全治癒後の放散痛の持続 ・移動（埋め込み位置からずれる） ・体の免疫による拒絶反応 ・インプラント部に毛が過剰に生えてくる ・膿瘍，嚢胞，瘢形成
大陰唇	キャプティブビーズリング，キャプティブストーンリング，サーキュラーバーベル	6～10週	・ケロイド形成 ・膿瘍，嚢胞，瘢形成 ・装飾品が服に引っかかり皮膚が裂ける
小陰唇	キャプティブビーズリング，キャプティブストーンリング，サーキュラーバーベル	6～10週	・ケロイド形成 ・膿瘍，嚢胞，瘢形成 ・装飾品が服に引っかかり皮膚が裂ける
口唇	キャプティブビーズリング，キャプティブストーンリング，	2～3ヵ月	・腫脹，感染，歯肉損傷，唾液増加 ・ケロイド形成 ・ピアス部に毛が過剰

（次頁へつづく）

位置	装飾品	治癒時間	一般的な合併症
口唇(つづき)	バーベルスタッド		に生えてくる ・歯牙損傷・発語困難 ・装飾品の誤嚥，誤飲 ・重度の全身感染症，敗血症性ショック ・膿瘍，嚢胞，瘻形成 ・装飾品が服に引っかかり皮膚が裂ける
鼻中隔	キャプティブビーズリング，サーキュラーバーベル，セプタムリテーナー	2〜8ヵ月	・膿瘍，嚢胞，瘻形成 ・装飾品が服に引っかかり皮膚が裂ける
臍	キャプティブビーズリング，キャプティブストーンリング，サーキュラーバーベル	4〜12ヵ月	・治癒が非常に遅い：患部の発赤が数ヵ月続く ・ケロイド形成 ・ピアス部に毛が過剰に生えてくる ・感染リスクが高い(他の部位のピアスに較べて) 原因：一定の摩擦や動きがあるため。細菌の繁殖しやすい環境(高温，汚染，多湿)であるため ・膿瘍，嚢胞，瘻形成 ・装飾品が服に引っかかり皮膚が裂ける
乳頭(女性)	キャプティブビーズリング，キャプティブストーンリング，	3〜6ヵ月	・乳管の損傷，乳腺炎，将来的に授乳に問題を起こす可能性 ・膿瘍，嚢胞，瘻形成

(次頁へつづく)

位置	装飾品	治癒時間	一般的な合併症
乳頭(女性)(つづき)	サーキュラーバーベル		・装飾品が服に引っかかり皮膚が裂ける
乳頭(男性)	キャプティブビーズリング，キャプティブストーンリング，サーキュラーバーベル	3〜6ヵ月	・膿瘍，嚢胞，瘢形成 ・装飾品が服に引っかかり皮膚が裂ける
鼻	キャプティブビーズリング，キャプティブストーンリング	2〜4ヵ月	・ケロイド形成 ・膿瘍，嚢胞，瘢形成 ・装飾品が服に引っかかり皮膚が裂ける
陰嚢	キャプティブビーズリング，キャプティブストーンリング，サーキュラーバーベル	6〜8週	・装飾品が服に引っかかり皮膚が裂ける
舌	バーベルスタッド	4〜6週	・腫脹，感染，歯肉損傷，唾液増加 ・ケロイド形成 ・歯牙損傷 ・発語困難 ・装飾品の誤嚥，誤飲 ・出血の持続 ・重度の全身感染症，敗血症性ショック ・血管損傷，神経損傷，神経腫の形成促進
耳珠	キャプティブビーズリング，サーキュラーバーベル，キャ	6〜12ヵ月	・膿瘍，嚢胞，瘢形成

(次頁へつづく)

位置	装飾品	治癒時間	一般的な合併症
耳珠(つづき)	プティブストーンリング		
口蓋垂	キャプティブビーズリング，サーキュラーバーベル，バーベルスタッド	6〜8週	・腫脹，感染，歯肉損傷，唾液増加 ・発語困難 ・装飾品の誤嚥，誤飲 ・呼吸困難，嚥下困難 ・膿瘍，嚢胞，瘢形成

付表R

トリアージ・スキル・アセスメント

	時間*:			時間:		
	可	不可	評価不能	可	不可	評価不能
あいさつ						
● ていねいに患者にあいさつをする						
● 適切に話を切り出す（自己紹介ができる）						
● 適切な疫学データを集める						
● コメント：						
評価						
● 危険な徴候や症状を認識する						
● バイタルサインを測定する						
● 適切に患者の既往歴を聴取する						
● 必要に応じて患者緊急度を上げる（小児，混迷状態の成人，外国人）						
● 適切な時間内に重症ケアを遂行する						
● 患者のアレルギー歴や薬歴を聴取・記載する						
● 施設の規定に従って検査・処方のオーダーを行う						
● 緊急でないものに対しても仮処置を行う（副木固定・アイスパック・吐物受けの提供）						
● 評価・看護処置・緊急度・経過を適切に記載する						

*訳注：トリアージに要した時間

	時間：			時間：		
	可	不可	評価不能	可	不可	評価不能
● コメント：						
コミュニケーションスキル						
● 職場に良い雰囲気をもたらす						
● 礼儀正しく，穏やかで，プロフェッショナルとしての態度を維持する						
● 多様な個性と感情に適応する能力を示す						
● 問診技術としてしっかりと聞き，適切に割り込み，必要な情報を引き出す						
● 適宜，質を落とすことなく効率的に，患者に時間を費やす						
● 患者が理解できる，シンプルかつ直接的な言葉を使用する						
● 話をさえぎらない						
● 表現豊かなトーンでゆっくりと話す						
● コメント：						
最後に						
● 有効に聴取を終了する						
● 患者に次の手順とおよその待ち時間を説明する						
● 待ち時間がある場合，待ち時間中での症状の変化・増悪がみられればトリアージナースへ伝えるよう患者/家族に指示する						
● コメント：						

看護師名　　　　評者　　　　日付

付表

索　引

さ

● た ●

な

● は ●

● ま ●

● や ●

● ら ●

● 欧文 ●

●監訳者略歴●

阿部智一（あべ・としかず）

2004年香川医科大学医学部卒業。三井記念病院初期研修医，聖路加国際病院救急部後期研修医を経て，現在，ハーバード大学公衆衛生大学院所属。救急科専門医

徳田安春（とくだ・やすはる）

1988年琉球大学医学部卒業。沖縄県中部病院内科，ハーバード大学公衆衛生大学院，聖ルカ・ライフサイエンス研究所および聖路加国際病院一般内科を経て，現在，筑波大学大学院人間総合科学研究科臨床医学系教授

救急外来トリアージ

アメリカ救急看護学会・救急医学会推薦
5段階トリアージプロトコール

2010年12月15日　初版第1刷発行

著　者　ジュリー・ブリッグス　ヴァレリー・グロスマン
監訳者　阿部智一　徳田安春
発行人　西村正徳
発行所　西村書店
東京出版編集部　〒102-0071 東京都千代田区富士見2-4-6
Tel.03-3239-7671　Fax.03-3239-7622
www.nishimurashoten.co.jp
印　刷　三報社印刷株式会社
製　本　株式会社難波製本

ISBN978-4-89013-406-9